U0353817

降血压 降血脂
怎么吃

随身查

孙志慧 编著

天津出版传媒集团

天津科学技术出版社

图书在版编目（CIP）数据

降血压、降血脂怎么吃随身查 / 孙志慧编著 .— 天津：天津科学技术出版社，2013.7（2024.4 重印）

ISBN 978-7-5308-8102-6

Ⅰ . ①降… Ⅱ . ①孙… Ⅲ . ①高血压 – 食物疗法②高血脂病 – 食物疗法 Ⅳ . ① R247.1

中国版本图书馆 CIP 数据核字（2013）第 164895 号

降血压、降血脂怎么吃随身查
JIANGXUEYA JIANGXUEZHI ZENMECHI SUISHENCHA

策划编辑：杨　譞
责任编辑：孟祥刚
责任印制：兰　毅

出　　版：天津出版传媒集团
　　　　　天津科学技术出版社
地　　址：天津市西康路 35 号
邮　　编：300051
电　　话：（022）23332490
网　　址：www.tjkjcbs.com.cn
发　　行：新华书店经销
印　　刷：鑫海达（天津）印务有限公司

开本 880×1230　1/64　印张 5　字数 280 000
2024 年 4 月第 1 版第 2 次印刷
定价：58.00 元

高血压和高血脂并称"两高"，它们正是近年来侵袭人类健康的恶魔。高血压是以动脉压升高为特征的一种全身性疾病，高血脂是由脂肪代谢异常引起的血液中脂质过高的病症。"两高"常常一同出现，互相促进，并共同引发中风、心血管疾病、肾病等一系列并发症，甚至威胁到患者的生命。除了致命以外，身患高血脂和高血压还会让人们的生活品质大打折扣。

目前，关于"两高"的各种预防知识在不断普及，医疗技术也比较发达，但是每年患"两高"的人数依然在增加，更为惊人的是，近年来患"两高"的人群正在向低龄化发展。这是为什么呢？过大的工作压力、快节奏的现代生活，让人们习惯了不规律的饮食，饥一顿饱一顿是常有的事，甚至为了缓解压力或者方便去吃一些高热量的快餐。而在有机会享受大餐的时候，又往往贪求口舌之欲，不注意食物的营养价值和健康搭配，只图大快朵颐。饮食不规律、饮食结构不合理正是导致"两高"的罪魁祸首。不会吃，让很多人"吃"出了高血脂，也吃出了高血压。

对"两高"患者而言，要把血压和血脂降下来，不仅需要医护人员的指导，更需要患者自身和家人的配合 按照医嘱进行药物治疗不可忽视，了解饮食的重要性、按照规律调整日常饮食也尤为重要。这就需要患者在生活的各个方面，尤其是饮食上格外注意和留神，进行良好的自我管理和自我监测。但若没有丰富的相关知识，可能一时疏忽就吃错了，血压和血脂当然不会降低。也有些患者过于紧张，结果草木皆兵，什么都不敢吃，不仅让自己的饮食单调乏味，也没有达到很好的调节血压和血脂的效果。想要战胜"两高"，必须要进行合理的饮食控制，必须要知道吃什么、怎么吃。

本书正是"两高"护理专家根据自身多年的研究和护理经验，根据患者的需要，对患者进行的详细指导。书中分别系统介绍了关于高血压和高血脂的基本知识，提出了降血压和降血脂的营养攻略及饮食技巧。接着，针对困扰患者的一些常见食疗问题予以解答，对一些错误的饮食观念予以澄清，使读者更科学地在日常生活中调节血脂和血压。并且，书中还详细介绍了20余种降压降脂食材的性味归经、营养价值，提供了很多营养学家的搭配建议供读者参考。最后，书中讲解了120多道美味健康佳肴的制作要点和步骤，让"两高"患者能够在享受美味的同时，吃出健康。

—⊙ 上篇 降血压怎么吃 ⊙—

第一章　认识高血压的3个关键词

第二章　防治高血压的2大营养攻略

第三章　关于高血压食疗的11个问题

第四章　有效降低血压的15种食材

第五章　高血压食疗73道美味菜肴

─◦ 下篇 降血脂怎么吃 ◦─

第一章　认识高血脂的3个关键词

第二章 防治高血脂的2大营养攻略

第三章 关于高血脂食疗的10个问题

第四章 可降脂的11种食材

第五章　56道为高血脂患者特制的美味佳肴

上篇

降血压怎么吃

　　高血压是当今最常见的心血管疾病之一。要有效地控制血压，不仅需要医护人员的救助和指导，更需要患者和家人配合医生治疗的过程进行自我管理，而日常饮食控制便是患者自我管理的重要内容，因此，患者注意平日饮食控制与搭配，对驯服高血压这只"猛兽"是大有裨益的。

第一章

认识高血压的3个关键词

高血压正严重威胁人们的健康，是人类十大死因之一。俗话说『知己知彼，方能百战不殆』，要战胜高血压，就必须先了解它。那么，就让我们通过3个关键词来认识高血压吧。

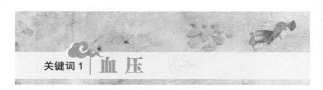

关键词1 | 血 压

> 随着人们对医疗卫生保健知识的不断增加，大家对自己的健康越来越关心，很多人都十分关心自己的血压是否正常，是否患有高血压。要想对高血压有全面的认识，首先要从认识人体的血压开始。

什么是血压

血液内含有氧气和营养，经由血管不断地送往全身的部位，维持生命不可或缺的血液循环，促使血液流动所需的压力，特别是遍及血管和动脉壁的压力，称之为血压。

血压的最佳测量方法

血压在一天之中会有波动，尤其当面临重要工作或在人多的场合发言时，即使是一个正常人，血压也会一下子升高 20~30 毫米汞柱（2.7~4 千帕）。

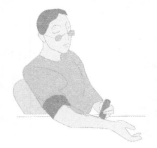

为了较客观地测得自己的血压，应交叉时间进

行测量，最少测三至四次，而且要尽可能在轻松平静的状态下测量。

血压的正确测量法及其测量要领：

尽可能在温暖、安静的环境中测量。测量前安静地待数分钟。假如系了领带，要先松开领带，解开衬衫纽扣。测量之前，先上厕所。血压计缠臂的部分应与心脏在同一高度。心情确实难以平静时，做几次深呼吸后再重新测量。服用降压药期间，遵照医生指示，在站立或侧卧状态下进行测量。当血压比以前略高或略低时，要保持平静心态，不可血压一升高就焦虑忧愁，一降低就得意忘形。

平时自测血压是为了了解身体状况，但一年之中至少由医生测量两三次，应由医生判断血压的测量结果。

最大血压和最小血压

血液循环：将血液输送到全身，便是利用心脏收缩的作用。具有收缩功能的心脏，将血液液体经由血管输送到全身的系统，称之为循环系统。

血压：促使血液流动所需的压力，特别是遍及血管和动脉壁的压力，称之为血压。

收缩压（高压）：血压透过所谓的收缩作用输送血液（心跳次数）次数多的时候，假使血液流动的阻力（总末端神经系统阻力）增大，将会造成血压升高。

其中含义让我们以心脏收缩的构造来说明。只要心脏的左心室收缩，便会将心脏的血液输往大动脉，这时所产生的数值就称为收缩压，也就是高压。

舒张压（低压）：左心室结束收缩后，左心室和动脉之间的左心室便会关闭，停止血液输送，这时血液会从左心房流到左心室，形成左心室扩张的现象。另一方面，血液输送到大动脉时，将使大动脉扩张，并将血液积聚于大动脉后，输送至全身的末梢动脉，此时的血压值最小。此数值是舒张时期的血压，也就是低压。

阻力血管：血液流到细小动脉时空间开始变狭小，阻力开始增大，使舒张期的血压变高。细小动脉因血液流动时产生阻力的情形，因此又称为阻力血管。动脉硬化情况持续下去，交感神经的律动变得更加活跃的话，将会使阻力增大。

🐾 脉压过大须多加注意

以前据说脉压小不太好，但现在取而代之的是脉压过大才是不好的现象。

（1）脉压是指收缩期（最大）血压和舒张期（最小）血压的差距

收缩期的血压不变而舒张期的血压升高，此时脉压会变小，相反的，舒张期的血压不变，收缩期的血压升高，脉压将会升高。

（2）脉压主要是依据大动脉的弹性而定

年长者如果有持续大动脉硬化的现象，使得弹性变小，贮存血液的能力便会减弱，而进入大动脉的血液因和急速送至末端的细小动脉的阻力互相撞击，使得收缩压增高。另一方面，舒张压贮存于大动脉的血量过小而变低，将使脉压变大。上述的情形可称为收缩期高血压。也就是说，年长者可以透过大动脉的弹性判断脉压的大小。

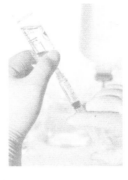

（3）心脏跳动量增加也是信号之一

　　心脏是靠着左心室的收缩日夜不休地输送血液。每收缩一回心脏送出的血液量（心跳 1 次）×1 分钟的心跳次数就等于心脏跳动量。心跳次数是根据心脏肌肉的收缩能力和大静脉从心脏的右心房返回静脉的回流量、交感神经系统、副交感神经系统等自律神经调节而定。

　　正常安静时心脏跳动量 1 分钟约 5 升，运动时测量增加 5~6 倍，并将氧气、养分供给至全身。然而因为同时末梢的动脉扩张使总末梢动脉的阻力下降，让血压并不会因此升高。另一方面，因食盐摄取过多，使肾脏功能减弱，而造成排出食盐的尿液功能变差，将会使得静脉回流量增加，心跳次数增加，血压因而上升。

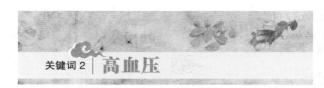

关键词2 | 高血压

高血压是现代人最常患的疾病之一，而患高血压者往往不容易察觉。也因此容易造成置之不理的情形，如果高血压的状况长期持续下去，还会带来一系列并发症，所以高血压又称为"沉默杀手"。我们只有对高血压有了充分的了解，才能更好地预防和治疗这位"沉默杀手"。

高血压的定义

高血压是指收缩压（SBP）和舒张压（DBP）升高的临床综合征。医学调查表明，血压有个体和性别的差异。一般说来，肥胖的人血压稍高于中等体格的人；女性在更年期前血压比同龄男性略低，更年期后动脉血压有较明显的升高。人群的动脉血压都随年龄增长而升高。很难在正常与高血压之间划一明确的界限。

调查研究表明，治疗高血压能降低一系列心血管疾病的发生、发展；求证医学的发展，使人们认识到理想血压的概念。这些医学的进步使高血压的定义不断得到修改和完善。1999年，世界卫生组织、国际高血压学会（WHO/ISH）根据世界范围的高血压研究成果及近百年来高血压防治中的实践经验总结，经过反复研究，第四次修改了高血压处理指南，并确定了新的高血压定义与诊断分级标准，规定收缩压 ≥ 140 毫米汞柱（18.67 千帕）和（或）舒张压 ≥ 90 毫米汞柱（12.0 千帕）为高血压。

🦴 高血压的分类

　　高血压可按病因和人群进行分类。

（1）按病因分类

　　按照病因将高血压分为原发性与继发性两种。

　　①原发性高血压：原发性高血压是指发病机制尚未完全明了，而临床上又以体循环动脉压升高为主要表现的一种疾病，占人群高血压患者的 95% 以上。动脉压升高主要是由于周围小动脉阻力增高所致，可伴有不同程度的心排血量和血容量的增加。一般说来，原发性高血压的确定是在排除继发性高血压以后才能进行，就是已经确定了原发性高血压，也应给患者明确发病因素。确定的发病因素有遗传、肥胖、高盐饮食、饮酒、精神紧张等，并指导患者消除这些危险因素，降低血压，预防心血管疾病。

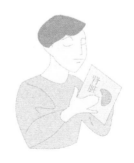

　　②继发性高血压：继发性高血压是指由于患者患了某些

比较明确的疾病，这些疾病常常伴有血压升高，即高血压是哪些疾病的一个症状或体征，这些患者血压升高的原因基本明确，故称为继发性高血压。

继发性高血压虽只占高血压人群的 1%~5%，但因其病因明确，如能注意诊断，其中部分患者可以得到根治。对于继发性高血压的原发疾病不能及时发现和确诊者，将会严重危害人们健康。因此，在给每一例高血压患者诊断时，一定要想到做好高血压的诊断工作。

（2）按患者人群分类

①老年人高血压：高血压在 60 岁或以上的人群中是最为常见的疾病。但随着流行病学和临床观察研究的进展，目前并未能得出老年人高血压需另有诊断标准。WHO/ISH 在 1999 年未再给老年人确定独立的高血压诊断标准，但进一步认识到收缩期高血压是老年人中最为常见的类型，并了解到即使是单纯收缩压的升高，给患者带来的靶器官的损害等不良后果与舒张压升高是同样重要的。同时，降低老年人升高的血压同样会减少冠心病、脑卒中、心力衰竭和肾功能不全的发病和死亡。因此，对老年人的血压升高已不再认为是老龄化过程中的自然生理性改变。一些收缩期高血压，老年病人中期治疗目标是使收缩压低于 160 毫米汞柱（21.33 千帕），但最终目标仍然希望和年轻人一样低于 140/90 毫米汞柱（18.66/12.0 千帕）。

②儿童高血压：流行病学研究表明，有些成人原发性高血压始于儿童，因此，对儿童高血压的研究是探讨促使血压升高的因素及其控制（或改变）措施的最好途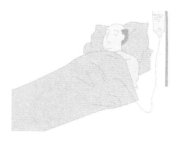径。但对儿童的研究不同于成年人（如对象的选择、血压的测量、血压升高的定义），要有更为严密的设计和研究方法，才能得出科学的结论。

③妇女高血压：妇女高血压包括妊娠时高血压，其诊断有其特殊性。

④特殊类型高血压：目前高血压治疗按照个体化的原则，结合病人的具体情况将高血压分为不同的类型，例如顽固性高血压，白大衣高血压，伴有心、脑、肾损害的高血压，伴有糖尿病、高脂血症等特殊情况的高血压，特别是夜间高血压和清晨高血压目前正在引起人们的重视。

怎样才算高血压

关于这一点，判断的标准不尽相同。通常，去医院测量血压（随机血压）时，如果收缩压超过 140 毫米汞柱，舒张压超过 90 毫米汞柱，或收缩压、舒张压任何一种超过正常范围时，就算是高血压。

正常的血压范围因年龄不同而有差别。年轻人血压超过 140/90 毫米汞柱，而中、老年人超过 160/90 毫米汞柱，即诊断为高血压。

高血压患者如果没有什么特殊紧急情况，一般不提倡服用降压药。但是患者要定期测量血压，进行必要的检查，以便随时监测身体健康状况。

判断高血压类型时，需参考患者的年龄、血压值、家族中有无高血压病史，以及尿液、血液、胸部 X 光照片、心电图等的检查结果。如果怀疑为继发性高血压，应进一步做多项更深入的检查。

高血压的常见症状

高血压的常见症状有哪些呢？

头晕：为高血压最常见的症状。有些是瞬间性的，常在突然下蹲或起立时出现；有些是持续性的。头晕是病人的主要痛苦所在，其头部有持续性的沉闷不适感，严重地妨碍思考、影响工作，对周围事物失去兴趣。当出现高血压病症或椎—基底动脉供血不足时，可出现与内耳眩晕症相类似的症状。

头痛：是高血压常见症状，多为持续性钝痛或搏动性胀痛，甚至有炸裂样剧痛，疼痛部位多在额头两旁的太阳穴和后脑勺，常在早晨睡醒时发生，起床活动及饭后逐渐减轻。

烦躁、心悸、失眠：高血压病患者性情多较急躁，遇事敏感，易激动。心悸、失眠较常见，失眠多为入睡困难或早醒、睡眠不实、梦多、易醒。这与大脑皮层功能紊乱及植物神经功能失调有关。

注意力不集中，记忆力减退：早期多不明显，但随着病情发展而逐渐加重。表现为注意力容易分散，近期记忆减退，常对近期的事情很难记住，对过去的事如童年时代的事情却记忆犹新。因频繁发生而令人苦恼，故常成为促使病人就诊的原因之一。

肢体麻木：常见手指、脚趾麻木或皮肤如蚁行感，或颈背肌肉紧张、酸痛，部分病人常感手指不灵活。一般经过适当治疗后可以好转，但若肢体麻木较顽固，持续时间长，而且固定出现于某一肢体，并伴有肢体乏力、抽筋、跳痛时，应及时到医院就诊，预防中风发生。

出血：由于高血压可致动脉硬化，使血管弹性减退，脆性增加，故容易破裂出血。首先以鼻出血多见，其次是结膜出血、眼底出血、脑出血等，据统计，在大量鼻出血的病人中，大约有 80% 患有高血压。

综上所述，当病人出现莫名其妙的头晕、头痛或上述其他症状时，都要考虑是否患了高血压病。应及时去医院做进一步的检查，确诊是否已经患上高血压，避免病情进一步发展。

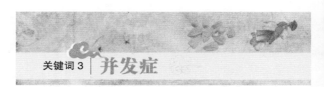

关键词 3 ┃ 并发症

> 由于动脉压持续升高引发全身小动脉硬化，从而影响组织器官的血液供应，可造成各种严重后果，这就是高血压的并发症。在高血压的各种并发症中，以心、脑、肾的并发症最为显著。

高血压为什么这么恐怖

高血压对心脏和血管都有一定影响。

（1）血压高对心脏的影响

身体的血管壁长期受到强大压力冲击，弹性渐失，当血管失去弹性变硬时，血压的流动更不顺畅，心脏只好更用力收缩，让血液能顺利将营养素及养分带到各个部位，长期下来，负责利用收缩压力将全心脏含氧血液送至全身的左心室会渐渐肥大，心壁的厚度便会跟着增加。

（2）血压高对血管的影响

血压高对血管的影响透过两种方式表现，一是破裂，一是粥状硬化引发阻塞。小血管较细薄，易发生破裂情形，大动脉较厚粗，易发生粥状硬化。

①血管破裂：血压愈高，血管壁的压力愈大，且会慢慢变硬、变窄，弹性不再，血管因而变得脆弱。

倘若血压突然蹿升，血管壁承受不了过大的压力，便会破裂。如脑出血，常称为出血性卒中，还有蛛网膜下腔出血。

②粥状硬化引发阻塞：血管内壁在长期高血压、高血脂、糖尿病、抽烟等危险因子影响下造成损伤，低密度脂蛋白胆固醇得以渗透并局部积留于动脉内膜下，并在引起发炎反应及白血球进入内膜下，蜕变为巨噬细胞，吞噬脂蛋白，最后发展成为动脉硬化斑块。

若斑块出现裂痕或破裂，会吸引血小板黏结、聚集，形成血栓，阻塞动脉血流。临床常见的脑血栓形成，即缺血性卒中，还有脑栓塞、脑梗死。

高血压的并发症

高血压造成血管病变，当血管病变发生，身体各器官组织会跟着出现损伤，脑部、心脏、主动脉、肾脏和眼底是影响最大的部分。

脑部：高血压造成血管阻塞，当阻塞发生在脑部，会导致阻塞性中风，如脑血栓与脑栓塞。脑血栓是大脑内部动脉血管壁上出现血凝块，完全堵住血管；脑栓塞的血凝块则来自脑部以外，跟着循环系统流入脑血管，造成阻塞。不论是脑血栓或脑栓塞，阻塞、阻挡氧气与养分通过，易造成组织死亡，引发中风。

当破裂效应发生在脑部，会导致出血性中风，这是较少见脑中风。当破裂的血管主要在脑组织内、接近脑部表面血管，为脑内出血，患者会失去意识，或立即在一、二小时内发展成半身不遂。当破裂血管位于蛛网膜下腔的脑血管，血液会大量流出累积在蛛网膜下腔，造成蛛网膜下腔出血，患者会剧烈头痛，但不会立即失去意识或中风。

心脏：高血压对血管造成的强大压力，会让血管变硬、管径变窄，不利于血液的输送，为了让血液能顺利送往全身，心脏只好更用力收缩，长期下来，左心室会肥大。当血管病变发生在冠状动脉时，会造成缺血性心脏病（狭心症）的发生，如心绞痛、心肌梗死。

主动脉：高血压易促使血管硬化，造成动脉壁的坏死，主动脉剥离就是因为血管内层及中层受不了压力，造成血管破裂，血液冲向内、中层间进行撕裂，造成血管剥离的现象。发生时会产生剧烈的疼痛，疼痛部位和发生部位有关。

肾脏：当肾脏内的微血管承受不住过高的血压，发生破裂，会影响器官组织运作，降低肾脏的功能，若没有加以控制，可能会导致肾衰竭。此外，血管的病变，也会造成肾脏功能不全、肾硬化等。

眼底：高血压对眼睛造成的并发症，来自血管病变。当视网膜上的血管系统发生病变，无法提供足够养分让眼睛维持正常功能，眼底并发症因此产生，如眼动脉硬化、痉挛、眼底出血或渗出液、视乳突水肿等。

第一章

防治高血压的2大营养攻略

导致现代人患高血压的两大重要因素，一为摄取盐分过多，二为饮食结构改变。因此，平日的膳食中，在合理地摄取脂肪和蛋白质的同时，还要积极摄取钙、钾、镁等能有效降压的微量元素。

攻略 1　合理摄取2大营养成分，保持营养均衡

构成人体最小的单位是细胞。我们吃食物的目的是从食物中摄取均衡的各大营养素以满足身体各种反应、各种活动的需要。而合理均衡地摄取蛋白质和脂肪则是降低高血压的关键。

🦴 蛋白质

蛋白质提供能量4千卡/克,占人体体重的15%~20%,参与制造肌肉、血液、皮肤和许多其他的身体器官,增强免疫力,抵抗细菌和感染,调节人体内的水分平衡,维持体液,帮助伤口愈合,人体除了胆汁不是蛋白质构成,其他所有的东西都离不开蛋白质,包括我们的头发、指甲都含有蛋白质。

蛋白质能提高人体免疫力、体力、精力和记忆力。

蛋白质的主要来源有：鱼、禽、肉蛋中摄取动物蛋白,蔬菜、谷物、豆类中摄取植物蛋白。

缺乏时容易出现的症状：易得病、易疲劳、消瘦、水肿、神情呆滞,怀孕会使胎儿发育受阻。

在饮食疗法里,应尽量多吃植物性蛋白质。一般高血压患者每日每千克体重应摄入蛋白质1克,但是病情控制不好或消瘦者,可将每日摄入的蛋白质增至

1.2~1.5 克；如果患者的体重为 60 千克，那么每日需摄取 60 克蛋白质或 70~90 克蛋白质，这些蛋白质中，1/3 应该来自优质蛋白，如牛奶、鸡蛋、猪的精瘦肉、各种大豆等。

🖐 脂肪

脂肪提供能量 9 千卡 / 克，占人体体重的 13.8%，保证人体能量的吸收，就像汽车的备用油箱。

脂肪保护内脏器官减少摩擦，并起固定五脏六腑的作用，促进脂溶性维生素的吸收，令皮肤有弹性。

脂肪的主要来源有：纯油脂——牛油、羊油、猪油、花生油、芝麻油等，肉类蛋类，乳制品及坚果。

缺乏脂肪时皮肤会干而无光，缺弹性，受到撞击内脏容易受伤。

据研究显示，脂肪的摄入量与动脉粥样硬化的发生发展有着密切关系，并且脂肪的摄入量增加很容易造成肥胖，高血压患者必须控制脂肪的摄入量，尤其是伴有肥胖症的高血压患者更应严格限制。

攻略 2 了解有效降低高血压的 10 种微量元素

摄取必要和适量的营养素，强化体内血管，是降低血压值的关键。选择合适的天然食物也是降低血压成分的重要方法。

TOP 01 钙

◎降低血脂、防止血栓，还可强化动脉以降低血压

- **功能** 帮助睡眠、预防直肠癌、控制肌肉收缩、帮助血液凝集、维持心律正常、强化骨骼与牙齿、协助体内铁的代谢、促进神经系统的功能等。

- **作用** 人体血液中的钙具有降低血脂、防止血栓的功能，同时可以强化、扩张动脉血管，达到降低血压的成效。

- **食物来源** 芹菜、花椰菜、甘蓝菜、芥蓝、紫菜、黄豆、豆腐、牛奶、酸奶、小鱼干、虾米。

- **每日建议摄取量** 成人：800 毫克（约 800 克牛奶）。

- **缺乏时的症状** 骨质疏松，易骨折、肌肉痉挛等。

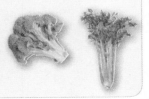

TOP 02 镁 ◎辅助心脏功能，降低罹患动脉硬化概率

●**功能** 制造DNA，保持荷尔蒙正常运作，降低胆固醇，活化体内多种酵素系统，预防酒精中毒，是细胞新陈代谢的必需元素，保护心脏功能、辅助钙与钾的吸收，调控血压，协助蛋白质合成，调节神经细胞，具有松弛神经的作用，调节细胞渗透压，防止骨骼钙化，是构成骨骼的主要成分之一，维持人体酸碱平衡，参与体内细胞能量的转移与储存，维持肌肉正常功能，调节血糖。

●**作用** 镁是维持心脏正常运作的重要元素，能辅助心脏顺利收缩、跳动，将血液运送至全身。

●**食物来源** 小麦胚芽、燕麦、糙米、紫菜、海带、花生、核桃、杏仁、牛奶、黄豆、鲑鱼、鲤鱼、大蒜、香蕉、葡萄柚等。

●**每日建议摄取量** 成年男性：360 毫克（约 150 克花生）。成年女性：315 毫克（约 140 克花生）。

●**缺乏时的症状** 心悸、过敏、低血糖、动脉硬化、心律不齐、肌肉痉挛、食欲不振、血压升高等。

TOP 03 》钾　　　◎有助于钠的代谢与排出，调节血压

●**功能**　规律心跳、利尿消水肿、排出多余盐分、稳固细胞结构、维持动脉健康、维持神经健康、协助肌肉收缩、刺激肠道蠕动、协助钠的代谢、控制血压、维持细胞内正常含水量等。

●**作用**　钾是一种电解质，存在于细胞内，当含量较高时，便会流向细胞外，排挤原本存在于细胞外的另一种电解质——钠，因此钾具有调节血压的功能。

●**食物来源**　糙米、杨桃、香蕉、桃子、橙子、柑橘、番石榴、榴莲、柚子、龙眼、猕猴桃、南瓜、茼蒿、菠菜、韭菜、胡萝卜、香菇、金针菇、黄豆、茶等。

●**每日建议摄取量**　成人：2000毫克（4~5根香蕉）。

●**缺乏时的症状**　疲倦无力、心跳减弱、头昏嗜睡、呼吸困难、食欲不振、恶心想吐、口干舌燥、心律不齐、胃肠蠕动迟缓、神经传导失常。

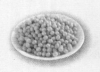

TOP 04 » 硒　　◎协助制造前列腺素，以控制血压，预防动脉硬化

● 功能　防癌抗癌、延缓老化、增加抗体、活化淋巴系统、降低血压、降低血糖等。

● 作用　硒是人体制造前列腺素不可或缺的元素，而前列腺素又具备了控制血压的功能，能使血管扩张，预防动脉硬化。

● 食物来源　糙米、燕麦、大蒜、动物肝、肾脏等。

● 每日建议摄取量　成年男性：70毫克。成年女性：50毫克。

● 缺乏时的症状　心跳加快、充血性心脏衰竭、关节病变、肌肉疼痛、白化症、发育迟缓。

TOP 05 » 黄酮　　◎抑制血栓发生，有效调节血压

● 功能　抗氧化、抗老化、抗凝血、调节血糖、提高免疫力、抑制癌细胞、预防动脉硬化、预防老年痴呆、降低低密度脂蛋白（坏胆固醇）。

● 作用　黄酮有高抗氧化力，同时具备抗血栓、扩张血管，可使血液流通顺畅，达到调节血压的作用。

● 食物来源　胡萝卜、草莓、苹果、葡萄、红茶、银杏等。

23

TOP 06 》膳食纤维

◎降低胆固醇、脂肪与钠，预防动脉硬化与高血压

●**功能** 增加饱足感、预防动脉硬化、促进肠道蠕动、调整糖类与脂肪代谢、降低血中胆固醇含量。

●**作用** 水溶性膳食纤维能降低胆固醇，可预防动脉硬化与高血压。非水溶性的膳食纤维则能抑制脂肪与钠的吸收，有降低血压的作用。

●**食物来源** 豆类、蔬菜类、海藻类、水果类、全谷类。

●**每日建议摄取量** 成人：25~35克（约5份蔬果的量）。

TOP 07 》胜肽

◎放松血管平滑肌，调节血压

●**功能** 降低血压、抑制食欲、提高免疫力、降低胆固醇、促进新陈代谢、促进钙质吸收等。

●**作用** 胜肽因能抑制体内的ACE酵素与血管紧缩素相互作用，避免血管内平滑肌收缩导致血压上升。

●**食物来源** 小麦、玉米、稻米、荞麦、鸡蛋、鸭蛋、黄豆、绿豆等。

TOP 08　芦丁　　　◎保护并强化血管健康，促进血液循环流畅

- **功能**　抗凝血、扩张冠状动脉、降低血脂、预防动脉硬化、强化微血管、增强血管壁弹性等。
- **作用**　芦丁能抑制使血压上升的酵素活性，预防血压上升。
- **食物来源**　荞麦、枣子、山楂。
- **每日建议摄取量**　成人：30 毫克（约 1 小碗荞麦）。

TOP 09　γ-氨基酪酸　　　◎清除体内中性脂肪，促进肾脏代谢钠元素

- **功能**　控制血糖、控制血压、缓解压力、帮助睡眠、减少中性脂肪、促进肝肾功能、抑制神经传导等。
- **作用**　γ-氨基酪酸可借由刺激副交感神经的方式，来抑制交感神经的活动，避免血管过度收缩，达到稳定血压的作用。
- **食物来源**　糙米、胚芽米、泡菜、纳豆。
- **每日建议摄取量**　成人：500 毫克。

TOP 10 维生素 C ◎氧化胆固醇，畅通血流，平稳血压

●**功能** 抗癌、抗氧化、保护血管、提高免疫力、预防坏血病、促进伤口愈合、促进胶原的形成、增强白血球活性、保护维生素A、维生素E、维持骨骼正常运作、降低血液中的胆固醇、促进小肠铁、钙吸收、提供肠胃道酸性环境。

●**作用** 维生素C能将胆固醇氧化，变成胆酸排出，血液中的胆固醇一旦减少，就能降低动脉硬化的概率，使血流畅通、血管健康，血压自然能获得良好的控制。

●**食物来源** 绿色蔬菜、高丽菜、芥蓝菜、青椒、西红柿、橘子、柠檬、橙子、草莓、樱桃、猕猴桃、葡萄柚。

●**每日建议摄取量** 成人：60毫克（约1颗葡萄柚）。

●**缺乏时的症状** 疲倦烦躁、体重下降、牙龈出血、皮下出血、毛囊出血、毛囊角质化、缺铁性贫血、肌肉关节疼痛、伤口不易愈合、皮肤色素沉淀、骨骼与牙齿发育不良。

第二章

关于高血压食疗的11个问题

摄入过多的味精会使血压升高吗？各类食物如何合理搭配？为什么吃太咸会得高血压……想必很多高血压患者在饮食方面，都有不少问题。下面就针对高血压患者最常遇到的11个问题，一一为您解答。

问题 1 摄入过多的味精会使血压增高吗

> 味精含有对人体有益的谷氨酸，但过量食用会导致体内水钠潴留，从而使血压升高。

高血压特别是原发性高血压的发生与人们平时的饮食关系十分密切。略有医学知识的人都知道，摄入食盐过多会使血压升高，进而诱发高血压，所以不少中老年人很注意饮食的咸淡。其实在调味品中，除食盐以外，过量食用味精同样会引起血压升高。

味精的主要成分是谷氨酸钠。谷氨酸是脑组织氧化代谢的氨基酸之一，所以谷氨酸对改进和维持丘脑的功能是十分重要的。此外，它还有降低血液中氨含量的作用。可作为精神病患者大脑皮层的补剂，改善有神经系统缺陷儿童的智力，这是味精有益的一面。

正常成人每日摄取 1~2 克钠便可满足生理的需要，如过量摄取则可造成体内水钠潴留，导致血管管腔变细，血管阻力升高，同时血容量升高，加重心、肾负担，进一步使血压升高。调查表明，我们每摄入1 克食盐，收缩压（高压）就增加 2 毫米汞柱，舒张压（低压）就增加 1.7 毫米汞柱，而 60 岁以上的人对钠的摄入尤为敏感。所以老年人对味精的摄入应该与对待食盐一样慎重，患有高血压、肾炎、水肿等疾病的患者更应如此。婴幼儿时期以不吃食盐为宜，味精当然也以不吃为好。

问题 2　高血压患者能不能喝鸡汤

> 高血压患者可适量地饮用鸡汤，但不可盲目用鸡汤进补。

研究证明，高胆固醇、高血压、肾脏功能较差者、胃酸过多者、胆管疾病者，适量饮用鸡汤是可以的，但不宜多喝。如果盲目用鸡汤进补，只会进一步加重病情，对身体有害无益。特别注意，老年患者要少喝鸡汤。

问题 3　吃快餐对高血压有什么影响

> 吃快餐会导致食盐的过量摄入，建议少吃为宜。

爱吃快餐食物的人群患高血压的风险要高于其他人，这是因为快餐食物中含有的盐分过多，长期食盐过量就会导致高血压、中风、冠心病等心脑血管疾病。

世界卫生组织建议，健康人通过饮食摄取的最佳盐量，每人每日不应超过 6 克。如果能长期保持每天摄入的盐量低于 6 克，可使25~55 岁人群的收缩压降低 9 毫米汞柱，到 55 岁时冠心病死亡率可减少 16%。

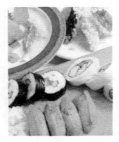

来自英国赫特福德大学的研究人员对数十种快餐食物进行调查之后发现，快餐食物如方便面、速冻食品等含有相对较高的盐分。

研究报告指出，为了让食物存放期长一点，生产商加入大量盐到快餐食物中，比如一包方便面大约含 2.3 克盐。

所以在这里要提醒各位忙于工作而无暇做饭，常常依靠快餐食物过日子的现代人，要注意尽量控制自己每天食用快餐食物的分量。

问题 4 活血降压的葡萄酒可以长期多饮吗

物极必反，葡萄酒宜少量饮用，每月可饮一两次。

研究证明，少量饮酒有扩张血管、活血通脉、消除疲劳的功效。因此，偶尔喝点酒精含量低的葡萄酒、黄酒，对人体有一定的好处，但酒精会部分抵消某些降压药的作用，不能把长期少量饮酒当作一种治疗手段。

各类食物如何合理搭配

> 无论患哪种疾病，都不能脱离饮食去寻找病因。

无论患哪种疾病，都不能脱离饮食去寻找病因。

一味依赖于某种食品，对高血压的防治可能会有一定效果，但这样却没有考虑到营养均衡的问题，最终反而有损健康。胆固醇摄入过多的确会引起动脉硬化，但完全不摄入亦非好事，而应根据自己的身体状况，掌握分寸，做到适量摄取。

不管身体多么健康，也不能过分迷信某种食物，否则物极必反，促进健康不成反倒害病，因此特别要注意六类食物的合理搭配。

第一类：肉、鱼、蛋、大豆类。人体离不开蛋白质，蛋白质不仅是肌肉、皮肤的组成部分，也是构成血液、酶、

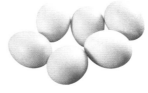

激素的重要成分，血管中也含有蛋白质成分。成人每天需要摄入 70 克左右的优质蛋白质。这一类食品中，维生素的含量也很丰富。如果体内维生素的含量不足，人的体力会减弱且毫无精神。

第二类：牛奶、乳制品、小鱼、海藻类。这一类食品中含有丰富的钙。如果体内含钙不足，不仅会导致骨骼疏松、牙齿变软，而且会引起全身功能的衰退，甚至影响情绪的稳定，使人感到心烦意乱，对外界压力的承受力减弱。

第三类：绿色蔬菜。这类食品中含有维生素 A、B 族维生素、维生素 C 及铁、钙等。维生素 A 可调整身体的状态使之维持正常，而维生素 B_2 能使肌肉富有弹性。如果体内维生素 A 和维生素 B_2 的含量不足，则肌肉弹性差，易患夜盲症和感冒。

第四类：淡黄色蔬菜、柑橘类。这类食品是维生素 C 的主要来源，如果维生素 C 缺乏，则易疲倦及牙龈出血。

第五类：米、面包、面食、白糖。碳水化合物是人体生命活动所需能量的主要来源，如果供给不足，则易感疲乏无力且耐力降低。但是糖类含热量较高，不可摄入过多，否则将引起身体发胖。

第六类：油脂类。脂肪含有维生素 A，但热量高，在摄入脂肪时应注意植物性脂肪与动物性脂肪的比例为 2：1。

问题 6　有哪些治疗高血压的芹菜食谱

> 芹菜可降压安神，并可以有效降低胆固醇含量，适合各类型高血压患者饮用。

鲜芹苹果汁：有降血压、平肝、镇静、解痉挛、和胃止吐、利尿之功效，适用于眩晕头痛、颜面潮红、精神易兴奋的高血压患者。

鲜芹菜 250 克，苹果 1~2 个，将鲜芹菜放入沸水中烫 2 分钟，将芹菜和苹果切碎，榨汁，每次饮 1 杯，每日 2 次。

芹菜根炖马蹄：有降压、安神、镇静之功效。

芹菜根 60 克，马蹄 6 粒，芹菜根和马蹄放入砂锅，炖汤饮用。

芹菜葡萄汁：特别适合年老体弱的高血压患者。

鲜葡萄 250 克，旱芹菜 250 克，将芹菜带叶洗净，用沸水烫 2 分钟，切碎，榨汁；将葡萄洗净榨汁，与芹菜汁兑匀，装入杯中备用。温开水送饮，每日 2~3 次，20 日为一疗程。

芹菜煎汁：可降压安神，适合各类型高血压患者饮用。

鲜芹菜 500 克或芹菜根 60 克，洗净，水煎服，每日一剂，10 天为一个疗程。

芹菜大枣汁：可治疗伴有胆固醇增高的高血压和冠心病患者，可使胆固醇下降。

鲜芹菜根 10 棵，大枣 10 枚，水煎服，一日 2 次，连服 15 天为一疗程。

问题 7　高血压患者能喝冷饮吗

不喝或者尽量少喝冷饮是高血压患者的上选。

患有高血压、冠心病、动脉粥样硬化的病人，应尽量少喝或不喝冷饮。因为冷饮食品进入胃肠后会突然刺激胃，使血管收缩，血压升高，加重病情，并容易引发脑溢血。

高血压患者对寒凉的饮食都要谨慎。

问题 8　高血压患者为什么要少吃动物类食品

动物类食品含有大量脂肪，其中的饱和脂肪酸含量很高，不宜多吃。

动物类食品含有大量脂肪，其中的饱和脂肪酸含量很高。

研究发现，膳食中饱和脂肪酸不仅影响血脂，而且也严重地影响血压，尤其是明显地影响高血压病人的血压，这可能与饱和脂肪酸增加血液黏滞度引起或者加重动脉粥样硬化有关。

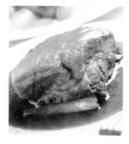

已经证明，在饮食中饱和脂肪酸摄入量很高的国家，如美国、挪威和芬兰等国降低饱和脂肪酸的摄入量，增加不饱和脂肪酸食品的摄入量，可使人群中血压平均下降约 1.1 千帕（8 毫米汞柱），轻型高血压患者血压均显著下降，中度高血压患者血压下降更为明显。

众所周知，动物脂肪含有较多的饱和脂肪酸，而植物脂肪中不饱和脂肪酸含量较高。

中国汉族居住的广大地区在膳食中动物性食物相对较少，食用油基本以植物油为主，因而膳食中饱和脂肪酸含量较低，不饱和脂肪酸相对较高，这可能是中国高血压发病率低于西方的原因之一。中国浙江舟山地区渔民血压相对较低，渔民膳食中以鱼类为主，鱼肉中富含长链不饱和脂肪酸，这可能是当地渔民高血压（原发性高血压）发病率较低的原因之一。但是近年来随着中国人民生活水平的不断提高，饮食中脂肪含量及动物性脂肪含量不断上升，特别是西方高热能饮食方式的"引进"，使中国人民特别是城市居民膳食中饱和脂肪酸含量逐渐增加，这可能是中国高血压患病率有所上升的原因之一。

因此，人们特别是高血压患者，应食用富含不饱和脂肪酸的植物性食品，少用或不吃富含饱和脂肪酸的动物性食品。

问题 9　为什么吃太咸会得高血压

氯、钾、钠负责控制人体肌肉、神经和体液的稳定与协调，其中，钠跟钾一起维持体内水分分布的平衡状态。

1. 外钠内钾，维持水分平衡

钾跟钠一个存在于细胞外、一个固守于细胞内，钠是人体血液与细胞外液中含量最多的阳离子，钾主要存在于细胞中，人体中约有95%的钾分布于细胞内液。钾跟钠互斥，且共同控制着细胞内的水分、渗透压和酸碱值（pH值）的平衡。

2. 盐与血压的密切关系

盐分进入体内，会溶解在血液等体液中，细胞膜容易让水分顺利进入细胞内，却不容易让盐分通过。

36

当摄取过量的盐分，盐
分会停留在细胞外的血
液中，使得血液中盐分
浓度提高、水分减少。

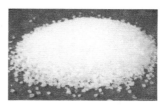

　　由于细胞内的钾基
于渗透压要平衡的原理，
必须释出细胞内的水分，以达到内外的平衡，但细胞
脱水会有生理上的问题，所以我们的口渴中枢会传达
出需要水的信息，因此我们需要喝下大量水分以稀释
血液，让内外达到平衡。这时候，血液的体积增加，
血液充满血管，血压便因此升高。

问题 10　高血压患者能喝葡萄柚汁吗

高血压患者不宜多饮葡萄柚汁。

　　高血压患者不宜多饮葡萄柚汁。葡萄柚汁中含有
的黄酮类糖苷和二羟佛手苷亭，能选择性抑制肠壁组
织中的药物代谢酶，使地平类降压药物的首过效应被
抑制，从而使生物利用度和峰值血浓度显著增加，给
患者带来心率增快和头疼等不良反应。

普通盐和天然盐哪个更有利健康

建议控制食盐的摄入总量，两种盐都食用对健康更为有利。

盐有两种，其一是天然盐，是从海水中提取制成；另一种是精盐，是用真空式蒸发罐将进口的天然盐进行加热蒸发而成。

所谓"天然盐"就是在日晒盐中加入盐卤，用平底锅加热蒸干水分制成的。

盐卤是指海水用以提取盐后所剩的苦味液体。该液体中含有丰富的能溶于海水中的矿物质，故"天然盐"滋味爽口，自古就有品尝美味"天然盐"的说法。不过"天然盐"中矿物质的含量依然很少，就算用量很多，也难以满足维持身体健康所必需的矿物质含量。

为了有利于身体健康，可尝试使用各种各类的盐，但万变不离其宗，盐的本质始终如一，说到底依然是"盐"。

第四章 有效降低血压的15种食材

高血压患者饮食总原则：两低、两补、一增、一减，即低盐，低脂，补钾、补钙，适当增加优质蛋白，减少多余热量摄入。下面我们为您介绍适合高血压患者的15种食材。

可降压的谷物、豆类

黑豆

减脂美容，软化血管，降低血压。

黑豆又名黑大豆、乌豆、菽、冬豆子，为一年生草本豆科植物大豆的黑色种子。黑豆的营养成分是全面而丰富的，它也是中国数千年来中医界一致肯定为养生豆科食物的代表。也有人称它为"大豆中的优等生"。

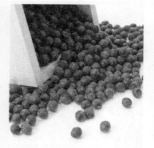

降压功效

黑豆中含有大量能降低胆固醇的大豆蛋白、亚油酸、卵磷脂，以及降低脂肪的亚麻酸等，这些成分还能软化血管、促进血液循环。有降低血压等效用。

其他功效

中医认为，黑豆性味甘、平、无毒，具有祛风除热、调中下气、活血、解毒、利尿、明目等功效，并能滋阴补肾、补血虚，可治疗目暗、腹胀水肿、脚气等症。现代医学研究发现黑豆能提供充足的能量，还具有神奇的通便功能，能降低胆固醇，可健脑益智、延缓大脑老化。

黑豆含较丰富的蛋白质、脂肪、碳水化合物以及胡萝卜素、维生素 B_1、维生素 B_2、烟酸及粗纤维、钙、磷、铁等营养物质，并含少量的大豆黄酮苷和染料木苷，后两种物质均有雌激素样作用，能对人体的激素水平起到双向的调节作用，可预防多种疾病的发生。

黑豆对年轻女性来说，还有美容养颜的功效。黑豆含有丰富的维生素，其中 E 族和 B 族维生素含量最高，维生素 E 的含量比肉类高 5~7 倍。众所周知，维生素 E 是一种相当重要的保持青春健美的物质。中国古人虽不知道黑豆中含有较多的维生素 E，却从实践中得知它是一种美容食品。如古代药典上曾记载黑豆可驻颜、明目、乌发，使皮肤白嫩等。

营养师健康提示

炒食容易生燥热、伤脾胃，体虚者忌食。由于黑大豆质地较硬，不易消化，脾胃胀满者或消化功能差的人应少食。

选购

以豆粒饱满完整、颗粒大、油黑色的为佳。

适用量

每次 50~100 克。

总热量

381 千卡（每 100 克可食用部分）。

黑豆营养成分（每 100 克可食用部分）

名称	含量	名称	含量
蛋白质	36 克	膳食纤维	10.2 克
脂肪	15.9 克	钙	224 毫克
碳水化合物	33.6 克	磷	500 毫克
水分	9.9 克	钾	1377 毫克
维生素 A	5 微克 RE（视黄醇当量）	钠	3 毫克
维生素 B_1	0.2 毫克	镁	243 毫克
维生素 B_2	0.33 毫克	铁	7.0 毫克
维生素 PP	2.0 毫克	锌	4.18 毫克
维生素 C	–	铜	1.56 毫克
胡萝卜素	30 毫克	锰	2.83 毫克

可降压的谷物、豆类

燕麦

富含粗纤维，降低血清胆固醇。

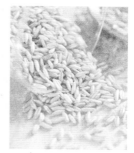

　　燕麦就是中国的莜麦，人们又俗称为油麦、玉麦，是中国宁夏固原地区的主要杂粮之一。燕麦的营养价值非常高，据资料记载，燕麦含蛋白质 15.6%，是大米的 1 倍多，比面粉高出三四个百分点；含脂肪 8.5%，是大米和面粉的数倍；含碳水化合物 64.8%，比大米和面粉低 10% 左右；含纤维素 2.1%，灰分 2%，是一种低糖、高蛋白质、高能量食品。其营养成分含量高、质量优，蛋白质中的必需氨基酸在谷类粮食中平衡最好，赖氨酸和蛋氨酸含量比较理想，而大米和面粉中的这种氨基酸严重不足。其必需脂肪酸的含量也非常丰富，其中亚油酸占脂肪酸的三分之一以上，维生素和矿物质也很丰富，特别是维生素 B_1 居谷类粮食之首。

降压功效

　　燕麦是很好的粗粮。它是谷物中唯一含有皂苷素的作物，可以调节人体的肠胃功能，降低胆固醇，因此经常食用燕麦，可以有效地预防高血压和高血脂。

同时燕麦中富含两种重要的膳食纤维，一种是可溶性纤维，它可大量吸纳体内胆固醇，并排出体外。一种是非可溶性纤维，它有助于消化，从而降低血液中的胆固醇含量，有利于治疗便秘，更好地清除人体体内的垃圾，减少肥胖症的产生，并有效地预防心血管病、糖尿病和大肠癌症的发生。

同时，经常食用燕麦还符合现代营养学家所提倡的"粗细搭配""均衡营养"的健康饮食原则。

其他功效

燕麦有很好的辅疗作用：亚油酸含量高，可降低人体血液中的胆固醇含量；含有丰富的植物胆固醇，可防止肠道吸附胆固醇；淀粉分子比大米和面粉小，易消化吸收；含有果糖衍生的多糖，可被人体直接利用，还可降低高胆固醇人的低密度脂蛋白 LDL 胆固醇，升高其高密度脂蛋白 HDL 胆固醇；其高质量的膳食纤维，具有缓解结肠癌、糖尿病、便秘、静脉曲张、静脉炎等病患的功效。

营养师健康提示

燕麦营养丰富，经常食用无不良副作用。

选购

选用干燥饱满、色泽乳黄的。

适用量

每餐 40 克左右。

总热量

367 千卡（每 100 克可食用部分）。

燕麦营养成分 （每 100 克可食用部分）

名称	含量	名称	含量
脂肪	6.7 克	烟酸	1.2 毫克
蛋白质	15 克	膳食纤维	5.3 克
碳水化合物	61.6 克	钙	186 毫克
维生素 A	420 微克	铁	7 毫克
维生素 B$_1$	0.3 毫克	磷	291 毫克
维生素 B$_2$	0.13 毫克	钾	214 毫克
维生素 B$_{12}$	0.16 微克	钠	3.7 毫克
维生素 E	3.07 毫克	铜	0.45 毫克
生物素	73 微克	镁	177 毫克
叶酸	25 微克	锌	2.59 毫克
泛酸	1.1 毫克	硒	4.31 微克

可降压的谷物、豆类

荞麦

可以增强血管壁的弹性和韧度，有降低血压的功效。

荞麦又叫三角麦、乌麦、花荞。它具有很高的营养价值，被誉为"21世纪最重要的食物资源"。它食味清香，很受人们欢迎。荞麦粉和其他面粉一样，可制成面条、面包、糕点、荞酥等风味食品。荞麦还可以酿

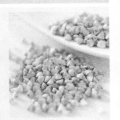

酒，酒色清澈，久饮可强身健体。荞叶中的营养也十分丰富，干叶可制成荞麦茶叶，荞麦苗可做蔬菜。荞麦中的淀粉近似大米淀粉，但颗粒较大，与一般谷类淀粉比较，食用后更易于人体消化吸收。

降压功效

荞麦中含有丰富的维生素 P，可以增强血管壁的弹性、韧度和致密性，有降低血压的功效。

荞麦中又含有大量的黄酮类化合物，这些物质能促进细胞增生，并可防止血细胞的凝集，还有调节血脂、扩张冠状动脉并增加其血流量等作用。

其他功效

荞麦中含有丰富的镁，能使血管扩张而抗栓

塞；含有丰富的维生素P，可增强血管壁的弹性、韧度和致密性，保护血管；荞麦还有芦丁，可降低人体血脂和胆固醇，软化血管，预防脑血管出血，对糖尿病并发高脂血症、高胆固醇症很有益处。

典籍记载

《齐民要术·杂说》："凡荞麦，五月耕。经三十五日，草烂得转并种，耕三遍。立秋前后皆十日内种之。假如耕地三遍，即三重着子。下两重子黑，上头一重子白，皆是白汁，满似如浓，即须收刈之。但对梢相答铺之。其白者日渐尽变为黑，如此乃为得所。若待上头总黑，半已（以）下黑子尽落矣。"

《四时纂要·六月》："立秋在六月，即秋前十日种，立秋在七月，即秋后十日种。定秋之迟疾，宜细详之。"

《本草纲目》（荞麦济生丹）："荞麦适量，炒至微焦，研细末，水泛为丸。每次6克，温开水送服，或以荠菜煎汤送服。"（注：本方取荞麦健脾、除湿热的作用。用于脾虚而湿热下注，小便浑浊色白，或轻度的腹泻，妇女白带病。）

《简便单方》（荞麦糊）："荞麦研细末（荞麦面）10克，炒香，加水煮成稀糊服食。"（注：本方取荞麦降气宽肠之功。用于夏季肠胃不和，腹痛腹泻。）

营养师健康提示

　　不可一次食用过多，否则难以消化。脾胃虚寒、畏寒便溏者不宜食用，否则易动寒气。

适用量

　　每日 60 克。

总热量

　　292 千卡（每 100 克可食用部分）。

荞麦营养成分 （每100克可食用部分）

名称	含量	名称	含量
脂肪	2.3 克	泛酸	1.54 毫克
蛋白质	9.3 克	钙	47 毫克
碳水化合物	73 克	磷	297 毫克
膳食纤维	6.5 克	钾	401 毫克
维生素 A	3 微克	钠	4.7 毫克
胡萝卜素	20 微克	镁	258 毫克
维生素 B_1	0.28 毫克	铁	6.2 毫克
烟酸	1.1 微克	锌	3.62 毫克

可降压的蔬菜类

洋葱

能减少外周血管和心脏冠状动脉的阻力，使血压下降。

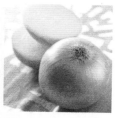

　　洋葱，俗称葱头，在欧洲被誉为"菜中皇后"。其营养成分丰富，含蛋白质、糖、粗纤维及钙、磷、铁、硒、胡萝卜素、硫胺素、核黄素、尼克酸、抗坏血酸等多种营养成分。洋葱具有广泛的药用价值，被誉为西方医学之父的希波格拉底认为，洋葱对视力有益；罗马医生认为洋葱是开胃良药；印度人把洋葱当作激素，并用于利尿、利痰；美国南北战争时，北方军利用运来的三车皮洋葱摆脱了痢疾的困扰；日本医学教授认为，常食洋葱可长期稳定血压，降低血管脆性。

降压功效

　　洋葱能减少外周血管和心脏冠状动脉的阻力，对抗人体内儿茶酚胺等升压物质的作用，又能促进钠盐的排泄，从而使血压下降，是高血脂、高血压患者的佳蔬良药。

其他功效

经中西医临床证明：洋葱有平肝、润肠的功能，它所含挥发油中有降低胆固醇的物质——二烯丙基二硫化物，是目前唯一含前列腺素样物质和能激活血溶纤维蛋白活性的成分。这些物质均有较强的舒张血管和心脏冠状动脉的能力，又能促进钠盐的排泄，从而使血压下降和预防血栓形成。

现代医学研究表明，洋葱中含有微量元素硒。硒是一种抗氧化剂，它的特殊作用是能使人体产生大量谷胱甘肽，谷胱甘肽的生理作用是输送氧气供细胞呼吸，人体内硒含量增加，癌症发生率就会大大下降。所以，洋葱又是一种保健食品。

洋葱中的植物杀菌素除能刺激食欲、帮助消化外，还由于它经由呼吸道、泌尿道、汗腺排出时，能刺激管道壁分泌，所以又有祛痰、利尿、发汗、预防感冒，以及抑菌防腐的作用。

洋葱还具有降血糖作用，因洋葱中含有与降血糖药甲磺丁脲相似的有机物，并在人体内能生成具有强力利尿作用的皮苦素。糖尿病患者每餐食洋葱 25~50 克能起到较好的降低血糖和利尿的作用。

营养师健康提示

不可过多食用，以免发生胀气和排气过多。肺胃发炎、阴虚目昏者不宜食用。

选购

以球体完整、没有裂开或损伤、表皮完整光滑、外层保护膜较多且无萌芽、无腐烂的为佳。

适用量

每餐约 50 克。

总热量

37 千卡（每 100 克可食用部分）。

洋葱营养成分 （每 100 克可食用部分）

名称	含量	名称	含量
脂肪	0.2 克	蛋白质	1.1 克
碳水化合物	8.1 克	维生素 A	3 微克
维生素 B₁	0.03 毫克	维生素 B₂	0.03 毫克
维生素 B₆	0.16 毫克	维生素 C	8 毫克
维生素 E	0.14 毫克	生物素	210 微克
胡萝卜素	20 毫克	叶酸	16 微克
泛酸	0.19 毫克	烟酸	0.2 毫克
膳食纤维	0.9 克	钙	24 毫克
铁	0.6 毫克	磷	39 毫克
钾	138 毫克	钠	4.4 毫克
铜	0.05 毫克	镁	15 毫克
锌	0.23 毫克	硒	0.92 微克

可降压的蔬菜类

胡萝卜

胡萝卜素中含有琥珀酸钾等成分，能够降低血压。

胡萝卜又名金笋、丁香萝卜，原产于中亚细亚一带，元末传入中国。胡萝卜富含胡萝卜素，1分子的胡萝卜素可得2分子的维生素 A，因此被称为胡萝卜 A 原，它不仅含糖量高于一般蔬菜，而且含有蛋白质、脂肪、矿物质及多种维生素等营养成分。

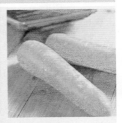

降压功效

胡萝卜当中的胡萝卜素含有琥珀酸钾等成分，能够降低血压。

其他功效

益肝明目：胡萝卜含有大量胡萝卜素，这种胡萝卜素的分子结构相当于2个分子的维生素 A，进入机体后，在肝脏及小肠黏膜内经过酶的作用，其中50%变成维生素 A，有补肝明目的作用，可治疗夜盲症。

利膈宽肠：胡萝卜含有植物纤维，吸水性强，在肠道中体积容易膨胀，是肠道中的"充盈物质"，可加强肠道的蠕动，从而利膈宽肠，通便防癌。

健脾除疳：维生素 A 是骨骼正常生长发育的必需物质，有助于细胞增殖与生长，是机体生长的要素，对促进婴幼儿的生长发育具有重要意义。

增强免疫功能：胡萝卜素转变成维生素 A，有助于增强机体的免疫功能，在预防上皮细胞癌变的过程中具有重要作用。胡萝卜中的木质素也能提高机体免疫机制，间接消灭癌细胞。

降糖降脂：胡萝卜还含有降糖物质，是糖尿病人的良好食品，其所含的某些成分，如懈皮素、山标酚能增加冠状动脉血流量，降低血脂，促进肾上腺素的合成，还有降压、强心的作用，是高血压、冠心病患者的食疗佳品。

营养师健康提示

胡萝卜尤其适宜癌症、高血压、夜盲症、干眼症患者及营养不良、食欲不振和皮肤粗糙者食用。由于胡萝卜素和维生素 A 是脂溶性物质，所以应当用油炒熟或和肉类一起炖煮后再食用，以利于吸收。

适用量

每日半根（约 40 克）。

总热量

37 千卡（每 100 克可食用部分）。

胡萝卜营养成分 （每100克可食用部分）

名称	含量	名称	含量
碳水化合物	8.8 克	脂肪	0.2 克
蛋白质	1.0 克	纤维素	1.1 克
维生素 A	688.0 微克	维生素 C	13.0 毫克
维生素 E	0.41 毫克	胡萝卜素	4130.0 微克
硫胺素	0.04 毫克	核黄素	0.03 毫克
烟酸	0.6 毫克	胆固醇	—
镁	14.0 毫克	钙	32.0 毫克
铁	1.0 毫克	锌	0.23 毫克
铜	0.08 毫克	锰	0.24 毫克
钾	190.0 毫克	磷	27.0 毫克
钠	71.4 毫克	硒	0.63 微克

可降压的蔬菜类

芹菜

能对抗肾上腺素的升压作用，能有效降低血压。

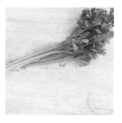

芹菜别名旱芹、药芹菜，原产于地中海地区，属伞形科、旱芹属，为一年或两年生草本植物。芹菜由俄罗斯的高加索地区传入中国，从汉代起开始栽培，距今已有近2000年的历史，最初作为观赏植物种植，以后逐渐习惯食用，经过历年来的培育和选择，形成了现在的叶柄细长、植株高大的中国类型芹菜。目前，芹菜栽培几乎遍及全国，在中国形成了一些比较著名的生产基地，如河北省的遵化市、河南省的商丘市、山东省的潍坊市、内蒙古的集宁市等。芹菜适应性较强，它是周年生产、全年均衡供应的蔬菜种类之一。

降压功效

芹菜含有丰富的维生素P，能降低毛细血管通透性，芹菜能对抗肾上腺素的升压作用，具有降低血压和利尿作用。

其他功效

芹菜含铁量较高，是缺铁性贫血患者的佳蔬。芹菜是治疗高血压及其并发症的首选之品。对于血管硬化、神经衰弱患者亦有辅助治疗作用。芹菜的叶、茎含有挥发性物质，别具芳香，能增强人的食欲。芹菜汁还有降血糖的作用。经常吃芹菜，可以中和尿酸及体内的酸性物质，对防治中风有较好的效果。芹菜含有大量的粗纤维，可刺激胃肠蠕动，促进排便。芹菜还是一种性功能食品，能促进人的性兴奋，西方称之为"夫妻菜"，曾被古希腊的僧侣列为禁食。经常吃芹菜，对于及时吸收、补充自身所需要的营养，维持正常的生理功能，增强人体抵抗力，都大有益处。尤其是在寒冷干燥的天气，人们往往感到口干舌燥、气喘心烦、身体不适，经常吃些芹菜有助于清热解毒、祛病强身。肝火过旺、皮肤粗糙者及经常失眠、头痛的人可适当多吃些，由于芹菜富含矿物质元素，所以中老年人更宜多吃芹菜，以增加体内的钙和铁。同时，芹菜还含有挥发性的芳香油，香味诱人，吃芹菜对增进食欲、帮助消化都大有好处。

营养师健康提示

芹菜叶中所含的胡萝卜素和维生素 C 比较多，因此吃时不要把能吃的嫩叶扔掉。芹菜有降血压的作用，故血压偏低者慎用。

选购

芹菜品种繁多，主要有水芹、旱芹和西芹。选购时，注意芹菜的鲜嫩程度，以农家刚上市、茎秆粗壮、色亮、无黄叶、无萎叶的为佳。

适用量

每餐约 100 克。

总热量

14 千卡（每 100 克可食用部分）。

芹菜营养成分（每 100 克可食用部分）

名称	含量	名称	含量
脂肪	—	蛋白质	0.6 克
碳水化合物	2.7 克	维生素 A	8 微克
维生素 B_1	0.03 毫克	维生素 B_2	0.04 毫克
维生素 B_6	0.08 毫克	维生素 C	6 毫克
维生素 E	0.2 毫克	维生素 K	10 微克
胡萝卜素	0.5 毫克	叶酸	29 微克
泛酸	0.26 毫克	烟酸	0.3 毫克
膳食纤维	0.9 克	钙	152 毫克

可降压的蔬菜类

西红柿

所含番茄红素可防治高胆固醇，减缓心血管疾病的发展。

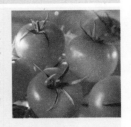

西红柿又名番茄，属茄科，一年生草本蔬菜，味甘，性微寒，全株有软毛，花黄色，18世纪传入中国，目前西红柿有4700多个品种。西红柿中小的叫"圣女果"，形如樱桃；大的状如苹果，有扁的，也有圆的。西红柿的颜色有大红的、粉红的、青绿的，还有鲜红的。它含有多种氨基酸和维生素，而且矿物质和微量元素含量也很高。

降压功效

西红柿中的番茄红素具有类似胡萝卜素的强力抗氧化作用，可清除自由基。能防止低密度脂蛋白受到氧化，还能降低血浆胆固醇浓度。西方国家多用天然的番茄红素来防治高胆固醇或高脂血症。

其他功效

西红柿含有丰富的钙、磷、铁、胡萝卜素及B族维生素和维生素C，生熟皆能食用，味微酸适口。西红柿能生津止渴、健胃消食，故对食欲不振者有很好的辅助治疗作用。西红柿肉汁多，对肾炎病人有很好的食疗作用，而且含糖量较低，可以作为糖尿病患者的食疗食品。西红柿有美容效果，常吃具有使皮肤细滑白皙的作用，可延缓衰老。它富含丰富的番茄红素，具有抗氧化功能，能防癌，且对动脉硬化患者有很好的食疗作用。

营养师健康提示

西红柿营养丰富，一般人均可食用，特别适合糖尿病患者食用，但要注意青色的西红柿不宜食用。胃酸过多者以及空腹时不宜吃西红柿，因为西红柿中含有大量的胺质、果质和可溶性收敛剂等，食后会引起胃胀痛。

食用西红柿要注意：要选择个大、圆润、丰满、外观漂亮的食用。不要吃长有赘生物的西红柿，因为这个赘生物是肿瘤。

不吃未成熟的西红柿：青色的西红柿含有大量的有毒番茄碱，食用后会出现恶心、呕吐、全身乏力等中毒症状，对身体有害。

不要空腹吃西红柿：西红柿含有大量的胶质、果质、柿胶粉、可溶性收敛剂等成分。这些物质容易与胃酸起化学反应，结成不易溶解的块状物，阻塞胃的出口从而引起腹痛。

选购

催熟的西红柿通体红色，呈多面体，手感硬，子呈绿色或未长子，瓤内无汁；自然熟的西红柿周围有些绿色，很软，外观圆滑，透亮而无斑点，子呈土黄色，肉质为红色，沙瓤多汁。

适用量

每天约 100 克。

总热量

19 千卡（每 100 克可食用部分）。

西红柿营养成分 （每 100 克可食用部分）

名称	含量	名称	含量
脂肪	0.2 克	蛋白质	0.9 克
碳水化合物	3.54 克	维生素 A	92 微克
维生素 B_1	0.03 毫克	维生素 B_2	0.03 毫克
维生素 B_6	0.08 毫克	维生素 C	8 毫克
维生素 E	0.57 毫克	维生素 K	4 微克
维生素 P	700 微克	胡萝卜素	0.37 毫克
叶酸	22 微克	泛酸	0.17 毫克
烟酸	0.6 毫克	膳食纤维	0.5 克
钙	10 毫克	铁	0.8 毫克
钠	5 毫克	铜	0.06 毫克

可降压的水果类

葡萄

富含钾元素，能帮助人体积累钙质，有效降低血压和血脂。

葡萄别名草龙珠、蒲桃、山葫芦，有黑、绿、紫、金黄、红色或白色等许多品种，是深受人们喜爱的水果之一。新鲜葡萄含水量高（约 80%），营养丰富，还富含酒石酸、草酸、柠檬酸、苹果酸等多种营养成分。葡萄产热较高，热量主要来源于葡萄中有甜味的碳水化合物——葡萄糖、果糖、蔗糖、木糖，其中以葡萄糖为主。中医认为，葡萄性平，味甘酸，可入肺、脾、肾经，有补气益血、滋阴生津、强筋健骨、通利小便之功效，可用于筋骨无力、风湿痹痛、面肢浮肿、小便不利等症。

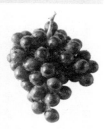

降压功效

葡萄中钾元素含量较高，能帮助人体积累钙质，促进肾脏功能，调节心率。

其他功效

迅速缓解低血糖：现代医学认为葡萄的含糖量达 8%~10%，葡萄中的糖主要是葡萄糖，能很快地被人体吸收。当人体出现低血糖时，及时饮用葡萄汁，可很快缓解症状。

抗衰老：葡萄中含的类黄酮是一种强力抗氧化剂，可抗衰老，并可清除体内自由基。

防癌：葡萄中含有一种抗癌微量元素，可以防止健康细胞癌变，阻止癌细胞扩散。

对抗疲劳和神经衰弱：葡萄还含有多种人体所需的氨基酸，常食葡萄对神经衰弱、疲劳过度大有裨益。

补虚弱：把葡萄制成葡萄干后，糖和铁的含量会相对高，是妇女、儿童和体弱贫血者的滋补佳品。老人饭前嚼食几粒葡萄干，既能开胃口，又可补虚弱。

营养师健康提示

葡萄含糖量高，多吃易引起内热、蛀牙、肥胖，导致腹泻等副作用。肠胃虚弱者、糖尿病患者最好少吃。

适用量

每日 100 克左右。

总热量

44 千卡（每 100 克可食用部分）。

葡萄营养成分（每 100 克可食用部分）

名称	含量	名称	含量
蛋白质	0.50 克	脂肪	0.2 克
碳水化合物	10.3 克	膳食纤维	0.4 克
钙	5 毫克	铁	0.4 毫克
磷	13 毫克	钾	104 毫克
钠	2.4 毫克	铜	0.09 毫克
镁	4 毫克	锌	0.18 毫克
硒	0.1 微克	维生素 B_1	0.02 毫克
维生素 B_2	0.02 毫克	维生素 B_6	0.04 毫克
维生素 C	4 毫克	维生素 E	0.70 毫克
胡萝卜素	20 毫克	泛酸	0.10 毫克
烟酸	0.20 毫克	维生素 A	8 毫克
叶酸	4 微克	生物素	44 微克

可降压的水果类

苹果

富含钾元素，能促进钠从尿液排出，可有效防治高血压。

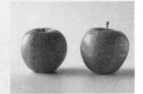

苹果又名柰、频婆，为蔷薇科乔木植物苹果的成熟果实，原产于欧洲。苹果的种类很多，有红香蕉苹果、红富士苹果、黄香蕉苹果等。苹果是世界上栽种最多，产量最高的水果之一。苹果是营养丰富的大众化水果，苹果表面光洁，色泽鲜艳，清香宜人，味甘甜，略带酸味。

降压功效

苹果中所含的钾，能促进钠从尿液排出。因此，对于进盐过多的人们，多吃苹果可以将体内多余的盐分排出，使血压下降。

其他功效

苹果性凉，味甘，有润肺、健胃、生津、止渴、止泻、消食、顺气、醒酒之功效。

苹果中含有葡萄糖、果糖、蛋白质、脂肪、维生素C、维生素A、维生素E、磷、钙、锌及苹果酸、柠檬酸、酒石酸和钾、钠等。苹果适宜慢性胃炎、消化不良、气滞不通者食用；适宜慢性腹泻，神经性结肠炎之人食用；适宜便秘者食用；适宜高血压、高脂血症和肥胖症患者食用；适宜饮酒之后食用，可起到解酒效果；适宜癌症患者食用；适宜贫血之人和维生素 C 缺乏者食用。

苹果主要含碳水化合物，其中大部分是糖，还含有鞣酸、有机酸、果胶、纤维素、B 族维生素、维生素 C 及微量元素。中老年人常吃苹果有好处，不仅能止泻，对高血压病也有显著的预防效果。苹果具有预防癌症的特殊作用。苹果中含有大量的纤维素，常吃苹果，可以使肠道内胆固醇含量减少，粪便量增多，缩短排便时间，能够减少直肠癌的发生。

营养师健康提示

脾胃虚寒、腹痛腹泻者不宜多吃，患有糖尿病者忌食。

选购

光亮、外表苍老的为优质苹果。以个大适中、果皮薄细、光泽鲜艳、果肉脆嫩、汁多味香甜、无虫眼及损伤的为佳。

适用量

每次 1 个。

总热量

57 千卡（每 100 克可食用部分）。

苹果营养成分 （每 100 克可食用部分）

名称	含量	名称	含量
蛋白质	0.4 克	脂肪	0.1 克
碳水化合物	14.3 克	胆固醇	–
膳食纤维	0.8 克	维生素 A	10 微克
胡萝卜素	10 微克	维生素 B₁	–
维生素 B₂	–	烟酸	–
维生素 C	1.0 毫克	维生素 E	0.21 毫克
钙	2 毫克	磷	4 毫克
钾	–	钠	2.3 毫克
镁	3 毫克	铁	0.2 毫克
锌	0.02 毫克	硒	2.31 微克
铜	0.05 毫克	锰	0.01 毫克
叶酸	4 微克	生物素	44 微克

可降压的水果类

香蕉

含有血管紧张素转化酶抑制物质，可抑制血压升高。

香蕉为芭蕉科植物甘蕉的果实，是食用蕉（甘蕉）的俗称，原产亚洲东南部，中国广东、广西、福建、四川、云南、贵州等省出产较多。

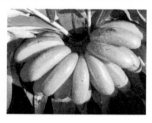

它是深受人们喜爱的营养果品，欧洲人因它能解除忧郁而将其称为"快乐水果"。

降压功效

香蕉中含有较多的钾离子和很少的钠离子，所以香蕉是防治高血压的极佳水果。香蕉中还含有血管紧张素转化酶抑制物质，可抑制血压升高。

其他功效

降低血清胆固醇：胆固醇过高会引起冠心病，香蕉的果柄具有降低胆固醇的作用。血清胆固醇过高者，可用香蕉果柄50克，洗净切片，用开水冲饮，连饮10~20天，即可降低胆固醇。

防治胃肠溃疡：胃肠道溃疡的患者常服用保泰

松，往往会导致胃出血。而香蕉中含有一种能预防胃溃疡的化学物质，它能刺激胃黏膜细胞的生长和繁殖，产生更多的黏膜来保护胃。

治疗忧郁症：香蕉含有一种能够帮助人脑产生 6- 羟色胺的物质，使人心情变得愉快，活泼开朗。患忧郁症的患者，平时可以多吃香蕉来减少情绪低落，使悲观失望、厌世烦躁的情绪逐渐消散。

治疗皮肤瘙痒症：香蕉皮中含有蕉皮素，它可以抑制细菌和真菌滋生。实验证明，由香蕉皮治疗因真菌或是细菌所引起的皮肤瘙痒及脚气病，效果很好。患者可以精选新鲜的香蕉皮在皮肤瘙痒处反复摩擦，或捣成泥末，或是煎水洗，连用数日，即可奏效。

● 营养师健康提示

香蕉适合高血压、高血脂、冠心病、动脉硬化者，口干烦躁、咽干喉痛者，大便干燥、痔疮、大便带血者，上消化道溃疡者，以及饮酒过量而宿醉未解者食用。

香蕉刚采收时一般没有完全成熟，此时糖分较少，淀粉较多，要等它放熟透了，果肉变软，香气变浓，这时吃不仅味道好、营养丰富，而且更利于吸收。

适用量

每日 1~2 根。

总热量

91 千卡（每 100 克可食用部分）。

香蕉营养成分 （每 100 克可食用部分）

名称	含量	名称	含量
碳水化合物	22.0 克	脂肪	0.2 克
蛋白质	1.4 克	纤维素	1.2 克
维生素 A	10.0 微克	维生素 C	8.0 毫克
维生素 E	0.24 毫克	胡萝卜素	60.0 微克
硫胺素	0.02 毫克	核黄素	0.04 毫克
烟酸	0.7 毫克	胆固醇	－
镁	43.0 毫克	钙	7.0 毫克
铁	0.4 毫克	锌	0.18 毫克
铜	0.14 毫克	锰	0.65 毫克
钾	256.0 毫克	磷	28.0 毫克
钠	0.8 毫克	硒	0.87 毫克

可降压的水产类

鲫鱼

所含蛋白质质优、种类齐全，能防治动脉硬化、高血压。

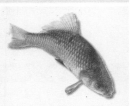

　　鲫鱼属鲤形目鲤科鲫属的一种。身体似鲤，但体较扁而高；头小，眼大，无须；下咽齿一行，侧扁；背鳍基部较长，背鳍、臀鳍均具有带锯齿的粗壮硬刺，为广布、广适性的鱼类，遍及亚洲东部寒温带至亚热带的江河、湖泊、水库、池塘、稻田和水渠等水体，以水草丛生的浅水湖和池塘为多。鲫鱼对生态环境具有很强的适应能力，能耐低氧、冷寒，不论浅水、深水、流水、静水、清水、浊水，甚至污水都能适应生长。

降压功效

　　鲫鱼肉对防治动脉硬化、高血压和冠心病均有疗效，常吃鲫鱼不仅能健身，还能减少肥胖，有助于降血压和降血脂，使人延年益寿。

其他功效

　　鲫鱼所含的蛋白质质优、种类齐全，容易消化吸收，是肾病患者、糖尿病患者和糖尿病并发心脑

70

血管疾病患者的良好蛋白质来源。经常食用，可补充营养，增强抗病能力。鲫鱼有健脾利湿、和中开胃、活血通络、温中下气之功效。对脾胃虚弱、水肿、溃疡、气管炎、哮喘、糖尿病患者有很好的滋补食疗作用。现代医学研究发现，鲫鱼能增强糖尿病患者的机体免疫力，有助于控制血糖及降低糖尿病并发心脑血管疾病的发病率。《本草纲目》载："合小豆煮汁服，消水肿；炙油涂，主妇人阴疮诸疮，杀虫止痛；酿五倍子煅研，治下血；酿茗叶煨服，治消渴；酿胡蒜煨研饮服，治膈气。"

✿ 营养师健康提示

一般人均可食用，尤其适合糖尿病患者及体虚者食用。

✿ 选购

要选择无腥臭味、鳞片完整的鲫鱼。

✿ 适用量

每餐约 50 克。

✿ 总热量

91 千卡（每 100 克可食用部分）。

鲫鱼营养成分 （每100克可食用部分）

名称	含量	名称	含量
脂肪	1.3 克	蛋白质	17.4 克
碳水化合物	61.6 克	维生素 A	32 微克
维生素 B_1	0.04 毫克	维生素 B_2	0.07 毫克
维生素 B_6	0.11 毫克	维生素 B_{12}	5.5 微克
维生素 C	1 毫克	维生素 D	4 微克
维生素 E	0.68 毫克	维生素 P	-
维生素 K	-	胡萝卜素	-
叶酸	14 微克	泛酸	0.69 毫克
烟酸	2.5 毫克	胆固醇	130 毫克
膳食纤维	-	钙	79 毫克
铁	1.2 毫克	磷	193 毫克
钾	290 毫克	钠	70.8 毫克
铜	0.08 毫克	镁	41 毫克
锌	2.75 毫克	硒	14.3 微克

可降压的水产类

海蜇

含有类似于乙酰胆碱的物质，能扩张血管，降低血压。

海蜇又名水母、白皮子，犹如一顶降落伞，也像一个白蘑菇。形如蘑菇头的部分就是"海蜇皮"；伞盖下像蘑菇柄一样的口腔与触须便是"海蜇头"。海蜇皮是一层胶质物，营养价值较高；海蜇头稍硬，

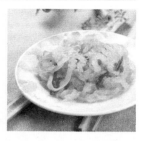

营养胶质与海蜇皮相近。中国是最早食用海蜇的国家，晋代张华所著的《博物志》中就有食用海蜇的记载。海蜇如今已成宴席上的佳肴。

降压功效

海蜇含有类似于乙酰胆碱的物质，能扩张血管，降低血压。

其他功效

海蜇富含碘，可治疗因缺碘而导致的地方性甲状腺肿大；海蜇中的甘露聚糖及胶质可防治动脉粥样硬化。

海蜇能软坚散结、行瘀化积、清热化痰，对

气管炎、哮喘、胃溃疡、风湿性关节炎等疾病有益，并有防治肿瘤的作用；从事理发、纺织、粮食加工等与尘埃接触较多的工作人员常吃海蜇，可以去尘积、清肠胃，保障身体健康。

营养师健康提示

海蜇尤其适合中老年支气管炎、咳嗽痰多黏稠、高血压、头昏脑涨、烦热口渴、大便秘结、酒醉后烦渴等人食用，也适合甲状腺肿瘤患者食用。凉拌海蜇时应适当放些醋，否则会使海蜇"走味"。

选购

优质海蜇头呈黄色或棕黄色，有光泽；肉质完整、坚实并富有韧性，边缘无杂质，肉质无异味，口感脆嫩。劣质海蜇头呈茶褐色，无光泽；边缘有杂质，肉质松软，不具韧性，食时无脆嫩感。检查海蜇头是否变质的方法是，用两个手指头把海蜇头取起，如果易破裂，肉质发酥，色泽发紫黑色，说明坏了，不能食用。优质的海蜇皮应是白色或黄色，有光泽，无红衣、红斑和泥沙。

适用量

每餐约40克。

总热量

33 千卡（每 100 克可食用部分）。

海蜇营养成分 （每 100 克可食用部分）

名称	含量	名称	含量
碳水化合物	3.8 克	钠	325.0 毫克
蛋白质	3.7 克	脂肪	0.3 克
维生素 E	2.13 毫克	核黄素	0.05 毫克
硫胺素	0.03 毫克	胆固醇	8.0 毫克
烟酸	0.2 毫克	钙	150.0 毫克
镁	124.0 毫克	锌	0.55 毫克
铁	4.8 毫克	锰	0.44 毫克
铜	0.12 毫克	磷	30.0 毫克
钾	160.0 毫克	硒	15.54 微克

可降压的干果类

核桃

所含 Omega-3 能维持血液疏通顺畅，稳定血压。

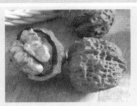

核桃又名胡桃，在国际市场上，它与扁桃、腰果、榛子一起并列为世界四大干果。在国外人称其"大力士食品""营养丰富的坚果""益智果"；在国内则享有"万岁子""长寿果""养人之宝"的美称。它显著的健脑效果和丰富的营养价值，已经为越来越多的人所推崇。

降压功效

核桃中的 Omega-3 能维持血液疏通顺畅，膳食纤维可降低胆固醇，稳定血压，核桃富含多元不饱和脂肪酸，其中有亚麻油酸和次亚麻油酸，皆是维持健康的必需脂肪酸。次亚麻油酸属 Omeqa-3 脂肪酸，可降低血液黏度、血脂、胆固醇，改善血液循环，合成前列腺素，适量摄取能维持血管弹性、降低动脉压。核桃也富含纤维、镁、钾及维生素 C，纤维蠕动肠道、防动脉硬化；镁、钾是高血压患者不可或缺的营养素；维生素 C 能降胆固醇，稳定血压。

其他功效

核桃仁含有较多的蛋白质及人体营养必需的不饱和脂肪酸，这些成分皆为大脑组织细胞代谢的重要物质，能滋养脑细胞，增强脑功能。此外，核桃还可用于治疗非胰岛素依赖型糖尿病，对癌症患者还有镇痛，提升白细胞及保护肝脏等作用。

核桃仁含有的大量维生素E，经常食用有润肌肤、乌须发的作用，可以令皮肤滋润光滑，富于弹性。当感到疲劳时，嚼些核桃仁，有缓解疲劳和压力的作用。

核桃中含有大量的多不饱和脂肪酸，丰富的维生素A、维生素D、维生素E、维生素F、维生素K和胡萝卜素等脂溶性维生素及抗氧化物等多种成分，并且不含胆固醇，因而人体消化吸收率极高。它有减少胃酸、阻止发生胃炎及十二指肠溃疡等病的功能；并可刺激胆汁分泌，激化胰酶的活力，使油脂降解，被肠黏膜吸收，以减少胆囊炎和胆结石的发生。

核桃富含与皮肤亲和力极佳的角鲨烯和人体必需脂肪酸，吸收迅速，有效保持皮肤弹性和润泽；核桃中所含丰富的单不饱和脂肪酸和维生素E、维生素K、维生素A、维生素D等及酚类抗氧化物质，能消除面部皱纹，防止肌肤衰老，有护肤、护发和防治手足皲裂等功效，是可以"吃"的美容护肤品。

营养师健康提示

核桃一般人都可食用，动脉硬化、高血压、冠心病人也宜食用。

适用量

每日 6 克。

总热量

627 千卡（每 100 克可食用部分）。

核桃营养成分 （每 100 克可食用部分）

名称	含量	名称	含量
蛋白质	14.9 克	纤维素	9.5 克
维生素 A	5.0 微克	维生素 C	1.0 毫克
维生素 E	43.21 毫克	胡萝卜素	30.0 微克
硫胺素	0.15 毫克	核黄素	0.14 毫克
烟酸	0.9 毫克	胆固醇	—
镁	131.0 毫克	钙	56.0 毫克
铁	2.7 毫克	锌	2.17 毫克
铜	1.17 毫克	锰	3.44 毫克
钾	385.0 毫克	磷	294.0 毫克
钠	6.4 毫克	硒	4.62 微克
脂肪	58.8 克		

可降压的干果类

板栗

富含多种维生素，可有效地预防和治疗高血压。

板栗俗称栗子，又名瑰栗、毛栗、风栗，是中国特产，素有"干果之王"的美誉，在国外被称为"人参果"。它与枣并称为"木本粮食"。板栗营养丰富，是一种价廉物美、营养丰富的补养佳品。

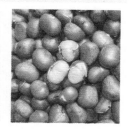

降压功效

板栗营养丰富，含有丰富的不饱和脂肪酸、多种维生素和钙、磷、铁等多种矿物质，特别是维生素 C、维生素 B_1 和胡萝卜素的含量较一般干果都高，可有效地预防和治疗高血压、冠心病、动脉硬化等心血管疾病，有益于人体健康。

其他功效

板栗含有丰富的不饱和脂肪酸和维生素、矿物质，能防治高血压病、冠心病、动脉硬化、骨质疏松等疾病，是抗衰老、延年益寿的滋补佳品。板栗中所含的核黄素对日久难愈的小儿口舌生疮和成人口腔溃疡有疗效。中医认为栗子有补肾健脾、强身壮骨、益胃平肝等功效。板栗中碳水化合物含量比较高，能供给人体较多的热能，并能帮助脂肪代谢，具有益气健脾、厚补胃肠的作用。

板栗所含维生素 C 能维持牙齿、骨骼、血管、肌肉的正常功能，延缓人体衰老。

营养师健康提示

先用刀把板栗的外壳剖开剥除，再将板栗放入沸水中煮 3~5 分钟，捞出，放入冷水中浸泡 3~5 分钟，就很容易剥去皮，而且能保持风味不变。

选购

不一定要挑选果肉色泽洁白或金黄的板栗。金黄色的果肉有可能是经过化学处理的板栗。如果炒熟或煮熟后果肉中间有些发褐，是板栗所含酶发生"褐变反应"所致，只要味道没变，对人体没有危害。

适用量

每日 4~6 克。

总热量

185 千卡（每 100 克可食用部分）。

板栗营养成分 （每 100 克可食用部分）

名称	含量	名称	含量
碳水化合物	42.2 克	脂肪	0.7 克
蛋白质	4.2 克	纤维素	1.7 克
维生素 A	32.0 微克	维生素 C	24.0 毫克
维生素 E	4.56 毫克	胡萝卜素	190.0 微克
硫胺素	0.14 毫克	核黄素	0.17 毫克
烟酸	0.8 毫克	胆固醇	～
镁	50.0 毫克	钙	17.0 毫克
铁	1.1 毫克	锌	0.57 毫克
铜	0.4 毫克	锰	1.53 毫克
钾	442.0 毫克	磷	89.0 毫克
钠	13.9 毫克	硒	1.13 微克

可降压的干果类

莲子

所含生物碱能释放组胺，使外周血管扩张，降低血压。

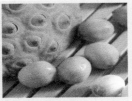

莲子，又名藕实、莲实、睡莲子，为睡莲科植物莲的果实（种子）。按产季不同，它可分为伏莲（夏季成熟的）和秋莲（秋季成熟的）两类；按颜色不同，又可分为白莲和红莲（皮色暗红）。它是老少皆宜的滋补品，吃法很多，除生食外，可做成冰糖莲子、蜜钱莲子、煮粥或羹，还可做糕点、汤品等，味道鲜美。

降压功效

莲子所含生物碱能释放组胺，使外周血管扩张，从而降低血压。莲子心所含生物碱具有强心和抗心律不齐的作用。高血压患者常服莲子能平肝降压、安神。

其他功效

莲子中含有氧化黄心树宁碱可抑制鼻咽癌；所含莲子糖能营养滋补。

⚮ 典籍记载

《本经》："主补中、养神、益气力。"

《本草拾遗》："令发黑，不老。"

《食医心镜》："止渴，去热。"

《日华子本草》："益气，止渴，助心，止痢。治腰痛、泄精。"

《日用本草》："止烦渴，治泻痢，止白浊。"

《滇南本草》："清心解热。"

《纲目》："交心肾，厚肠胃，固精气，强筋骨，补虚损，利耳目，除寒湿，止脾泄久痢，赤白浊，女人带下崩中诸血病。"

《本草备要》："清心除烦，开胃进食，专治噤口痢、淋浊诸证。"

《随息居饮食谱》："镇逆止呕，固下焦，愈二便不禁。"

《本草纲目》："莲之味甘，气温而性涩，禀清芳之气，得稼穑之味，乃脾之果也。土为元气之母，母气既和，津液相成，神乃自生，久视耐老，此其极舆也。昔人治心肾不交，劳伤白浊，有清心莲子饮；补心肾，益精血，有瑞莲丸，皆得此理。"

⚮ 营养师健康提示

莲子一般人都可以食用。尤其适合于食欲不振、惊悸失眠、肾虚遗精者食用。

适用量

每日 5 克。

总热量

185 千卡（每 100 克可食用部分）。

莲子营养成分（每 100 克可食用部分）

名称	含量	名称	含量
蛋白质	17.2 克	膳食纤维	3 克
碳水化合物	67.2 克	钙	97 毫克
脂肪	2 克	磷	550 毫克
水分	9.5 克	钾	846 毫克
维生素 A	–	钠	5.1 毫克
维生素 B_1	0.16 毫克	镁	242 毫克
维生素 B_2	0.08 毫克	铁	3.6 毫克
维生素 PP（尼克酸）	4.2 毫克	锌	2.78 毫克
维生素 C	5 毫克	铜	1.33 毫克
维生素 E	2.71 毫克	锰	8.23 毫克
核黄素	0.08 毫克	硫胺素	0.16 毫克
硒	3.36 微克	烟酸	4.2 毫克

第五章 高血压食疗73道美味菜肴

患有高血压，吃是大学问，该吃什么，不该吃什么，该怎么吃，都是必须注意的问题。在本章中，我们列出适合高血压患者的73道菜肴，让广大高血压患者不仅能吃得营养，也能享受到美味。

主食类

高血压患者在主食上应遵循低盐，低脂，补钾，补钙，增加优质蛋白质，减少多余热量摄入的原则。多吃新鲜蔬菜和水果，适当增加海产品的摄入，通过对饮食的调理达到平稳和降低血压、增加血管壁的抗病能力。

八宝高纤饭

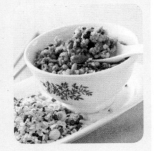

【原材料】

黑糯米4克，长糯米10克，糙米10克，白米20克，大豆8克，黄豆10克，燕麦8克，莲子5克，薏仁5克，红豆5克。

【调味料】

盐5克。

做法

❶ 全部材料放入锅洗净，加水盖满材料，浸泡1小时，沥干。

❷ 加入一碗半的水（外锅1杯水），放入电锅煮熟即成。此配方亦可加入龙眼干、芋头、地瓜及少许的蜂蜜煮食。

香菇饭

【原材料】

香菇 3 克，鸡腿 60 克，糯米 80 克，姜片 5 克，色拉油 15 克。

【调味料】

盐 5 克。

做法

1️⃣ 糯米洗净、泡水 1 小时；香菇泡水 1 小时，切小片；鸡腿去骨、切大块备用。

2️⃣ 起油锅，加入香菇炒香，放入鸡腿肉、水（可用泡香菇水）、盐、姜片，煮沸。

3️⃣ 倒入内锅，加入糯米拌匀，放入电锅（外锅 1 杯水）煮熟即可食用。色拉油可换成麻油，也可以加适量的青菜煮食。

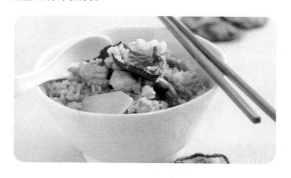

蔬果寿司

【原材料】

白饭 200 克，胡萝卜 10 克，秋葵 5 克，凤梨 10 克，水蜜桃 20 克，奇异果 50 克，无盐海苔片 0.5 克。

【调味料】

糖 10 克，寿司醋 10 克。

做法

1. 寿司醋、糖、白饭拌匀；香菇泡水、切丝，炒香备用。

2. 秋葵洗净，放入滚水余烫后再放进冰水浸泡。

3. 水蜜桃洗净，切片；奇异果、胡萝卜、凤梨削皮切长条。

4. 用海苔片将饭、香菇丝、秋葵、胡萝卜、凤梨、奇异果卷成长筒状，搭配水蜜桃装盘即成。

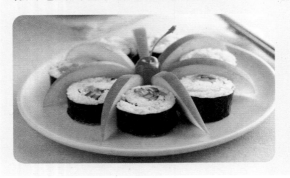

枸杞鱼片粥

【原材料】
枸杞 5 克，鲷鱼 30 克，白饭 100 克，香菇丝 10 克，笋丝 10 克，高汤 5 克。

【调味料】
盐 5 克。

做 法

1. 鲷鱼洗净，切薄片；枸杞泡温水备用。
2. 香菇丝、高汤、笋丝、白饭放入煮锅，熬成粥状。
3. 加入枸杞、鲷鱼片煮熟即可食用。

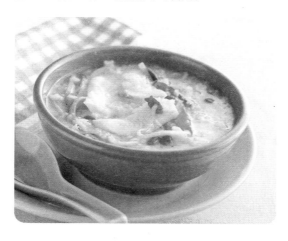

鲔鱼盖饭

【原材料】

白饭 200 克，海苔片 1/2 片，水煮鲔鱼 80 克。

【调味料】

芥末酱 3 克，无盐酱油 2 克。

做法

① 将无盐酱油、鲔鱼放入锅拌匀；海苔片烤过、切丝备用。

② 一半鲔鱼加入白饭拌匀装盘。

③ 剩余的鲔鱼摆在白饭上，撒海苔丝，淋入芥末酱即可食用。

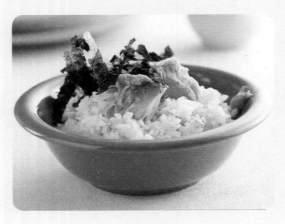

苹果沙拉餐包

【原材料】
苹果 150 克，水煮蛋 50 克，小黄瓜、小餐包各 80 克。

【调味料】
美乃滋、盐各适量。

做法

❶ 苹果洗净，不削皮，切丁，泡入盐水中。

❷ 小黄瓜洗净切丁；水煮蛋去壳，切丁。

❸ 苹果、黄瓜丁、蛋加入美乃滋拌匀，夹入餐包里即可。

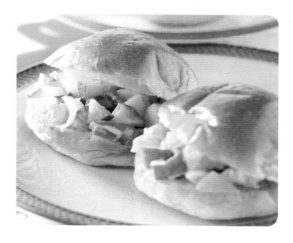

猕猴桃起司吐司

【原材料】

吐司 75 克，猕猴桃 40 克，低脂奶酪 30 克。

【调味料】

美乃滋适量。

做法

1. 美乃滋涂抹在吐司上。
2. 猕猴桃洗净去皮切片，与起司一起夹入奶酪中。
3. 将猕猴桃吐司放入烤箱中烤到表面金黄色即可。

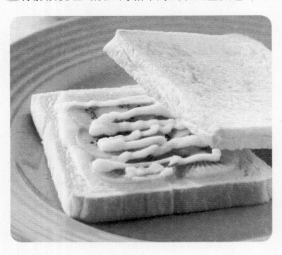

栗子饭

【原材料】

去壳干栗子 20 克（约 6 个），胚芽米 60 克。

【调味料】

盐适量。

做法

1️⃣米洗净；栗子洗净泡水，并剥去外层薄膜。

2️⃣将栗子放入胚芽米中浸泡约 30 分钟，再置入饭锅中煮熟即可。

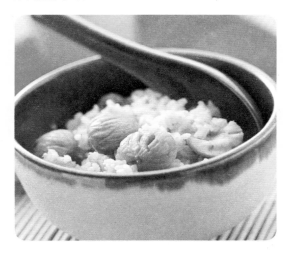

主菜类

　　高血压患者在主菜饮食上应该遵循减少膳食、热量、钠盐摄入的原则，并适量补充优质蛋白，注意补充钙和钾。在主菜饮食方面应以植物性食品为主，动物性食品为辅，并适当增加海产品的摄入。通过对饮食的调理达到平稳和降低血压、降低高血压并发症的可能。

红糟牛肉煲

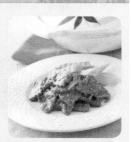

【原材料】

牛肉片 80 克，红糟 5 克，胡萝卜片 10 克，西芹 10 克。

【调味料】

色拉油 5 克，姜末 10 克，红砂糖 5 克。

做 法

❶胡萝卜、西芹放入滚水氽烫，取出备用。

❷起油锅，放入姜末爆香，倒入红糟、红砂糖炒香。

❸放入牛肉片略炒熟，加入 1/4 杯水，转小火煮至收汁，搭配胡萝卜、西芹即可食用。

山楂牛肉盅

【原材料】

凤梨20克，牛肉80克，竹笋10克，甜椒5克，洋菇5克，姜末3克，山楂5克，甘草2克，胡萝卜10克。

【调味料】

番茄酱5克，树薯粉4克，色拉油5克。

做法

❶凤梨洗净切半，挖出果肉，做成容器；凤梨果肉榨汁入锅，加入番茄酱、汤汁，煮成醋汁。

❷山楂、甘草加水1杯煮沸，转小火熬煮30分钟，滤取汤汁备用；甜椒、洋菇洗净切小块，胡萝卜、竹笋削皮洗净切小块，放入滚水氽烫备用。

❸牛肉沾淀粉入锅炸熟，加入醋汁搅拌备用。

❹另起油锅，加入姜末、胡萝卜、甜椒、洋菇、竹笋拌炒，倒入醋汁、牛肉拌炒，装入凤梨盅即可。

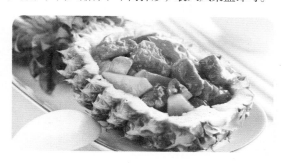

梅汁鸡

【原材料】

鸡腿90克，酸梅、葱、话梅各5克，姜10克，八角1克，甘草1克，陈皮丝2克。

【调味料】

酱油3克，红砂糖、油米酒各5克，冰糖10克，五香粉适量。

做法

①鸡腿洗净、用纸巾擦干，加入姜、酱油浸泡10分钟，入油锅炸至两面金黄色，取出备用；八角、陈皮丝、甘草放入纱布袋备用。

②油锅爆香葱、姜，转中小火，加水、米酒、红砂糖、冰糖、五香粉烹煮40分钟，滤汤汁备用。

③将鸡腿、酸梅、话梅、冰糖、汤汁、纱布袋放入蒸碗，加水后盖上保鲜膜，入蒸笼煮熟即可。

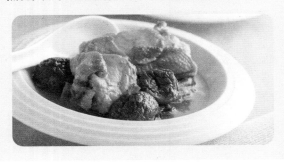

药膳鸡腿

【原材料】
棒棒腿 100 克，奇异果 80 克，红枣 5 克，当归 2 克。

【调味料】
米酒 10 克，无盐酱油适量。

做 法

1️⃣ 红枣、当归放入碗，倒入米酒，浸泡 3 小时。

2️⃣ 鸡腿用酱油擦匀，放置 5 分钟，入油锅炸至两面呈金黄色，取出、切块。

3️⃣ 鸡腿块放入锅，倒入做法 1，转中火煮 15 分钟，取出装盘。

4️⃣ 奇异果洗净、削皮、切片，摆饰即可食用。

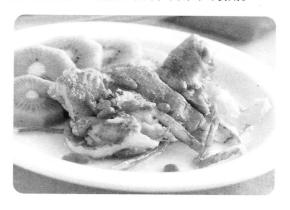

红麴烧鸡

【原材料】

鸡腿 100 克, 红麴 15 克。

【调味料】

盐 3 克。

做法

① 鸡腿洗净、切块、脱油备用。

② 鸡油脂放入锅, 转小火待热后, 放入红麴炒香, 加入鸡腿拌炒。

③ 加入少许水, 以大火煮沸, 转小火慢炖 15 分钟即可食用。

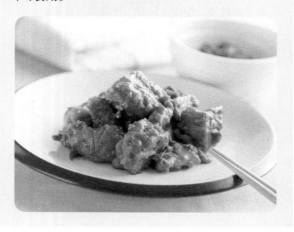

晶莹醉鸡

【原材料】

鸡腿 100 克，胡萝卜片、西洋芹片、枸杞各 10 克，高丽参、川芎、红枣、白话梅、姜片、当归各 5 克，棉线适量。

【调味料】

黄酒 60 克，米酒 60 克，香油 1 克。

做法

❶ 药材入锅，加水，中火煮沸，转小火煮 10 分钟，滤汁、待凉备用；鸡腿去骨洗净，用棉线捆紧。

❷ 姜片入锅，加水，转中火煮沸，放入鸡腿，以小火焖煮 5 分钟，取出鸡腿，待凉备用；汤汁、米酒、黄酒倒入锅，加鸡腿拌匀，置冰箱冷藏 1 天。

❸ 西洋芹片、胡萝卜片，氽烫至熟，加香油拌匀。鸡腿切片，加入西洋芹片、胡萝卜丁即可。

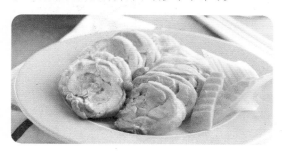

冰糖鸡肝

【原材料】

鸡肝 80 克，绿花椰菜 100 克。

【调味料】

无盐酱油 2 克，冰糖 20 克。

做法

❶绿花椰菜、鸡肝洗净，放入滚水汆烫，沥干水分备用。

❷无盐酱油、冰糖放入锅，转中火熬成汤汁。

❸加入鸡肝，转小火煮至汤汁收干，取出待凉、切片装盘，放入绿花椰菜即可食用。

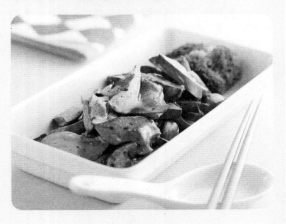

腐香排骨

【原材料】

小排骨 120 克，青葱 5 克，酒糟豆腐乳 3 克，姜片 3 克，八角 1 克，党参 1 克，黄芪 1 克。

【调味料】

无盐酱油 3 克，米酒、色拉油、淀粉、冰糖各 5 克。

做 法

1. 小排骨洗净，加酱油腌 10 分钟，擦干，入油锅炸熟；青葱洗净切段；淀粉加 20 毫升水拌匀。
2. 党参、黄芪、八角入锅，加水，小火煮 20 分钟。
3. 加腐乳、酱油、米酒、冰糖、姜片，小火煮沸。
4. 在蒸锅底铺上葱段，加入排骨，倒入做法 3，放入蒸笼煮 1 小时。
5. 倒出汤汁，淀粉水勾芡，淋在小排骨即可。

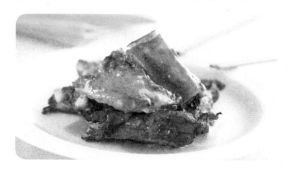

姜泥猪肉

【原材料】

猪后腿瘦肉 80 克，生姜 10 克。

【调味料】

醋 5 克，无盐酱油 5 克。

做 法

1️⃣ 猪后腿瘦肉洗净，放入滚水煮沸，转小火煮 15 分钟，再浸泡 15 分钟。

2️⃣ 猪后腿瘦肉取出，用冰水冲凉备用。

3️⃣ 生姜去皮、磨成泥状，加入无盐酱油、醋拌匀，即成酱汁。

4️⃣ 猪后腿瘦肉切片摆盘，淋上酱汁即可。

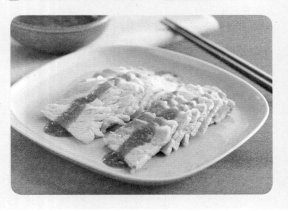

胡萝卜炒肉丝

【原材料】
胡萝卜 300 克，猪肉 300 克。

【调味料】
料酒 10 克，盐 5 克，味精 3 克，酱油 5 克，葱花 5 克，姜末 5 克，白糖适量。

做 法

1️⃣ 胡萝卜洗净，去皮切丝；猪肉洗净切丝。

2️⃣ 锅烧热，下肉丝炒香，再调入料酒、酱油、味精、盐、白糖，加入葱花和姜末，炒至肉熟。

3️⃣ 再加入胡萝卜丝炒至入味即可。

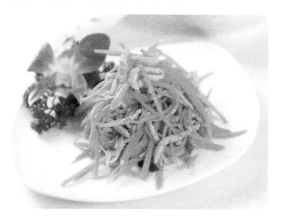

苦瓜镶肉

【原材料】

苦瓜 30 克，肉 35 克，木耳、胡萝卜各 10 克，蛋清适量。

【调味料】

盐适量，胡椒粉 2 克。

做 法

① 苦瓜洗净，切段后挖空；胡萝卜洗净切末；木耳洗净，切末。

② 胡萝卜末、木耳末、肉、植物油、盐、胡椒粉、蛋清放入碗中，搅拌均匀。

③ 将拌匀的馅填入苦瓜中，再放在蒸盘上，入蒸锅开中火蒸熟即可。

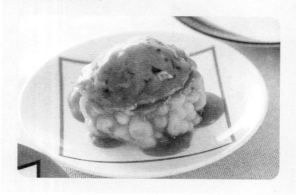

山药鲑鱼

【原材料】

鲑鱼 80 克，山药 20 克，胡萝卜 10 克，海带 10 克，
芹菜末 15 克。

【调味料】

盐 5 克。

做 法

❶鲑鱼洗净、切块；山药、胡萝卜削皮、洗净、切
小丁；海带洗净、切小片备用。

❷山药丁、胡萝卜丁、海带片放入锅，加入 3 碗水
煮沸，转中火熬成 1 碗水。

❸加入鲑鱼块煮熟，撒上芹菜末即可食用。

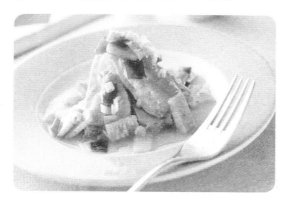

美乃滋烤鱼

【原材料】

鳕鱼肉 60 克，蘑菇 15 克，小番茄 20 克。

【调味料】

盐 3 克，美乃滋适量。

做法

1. 小番茄洗净；蘑菇洗净、切成 4 等分；鳕鱼肉洗净备用。

2. 鳕鱼、蘑菇、小番茄放入铁盘，置入烤箱烤 10 分钟。

3. 鳕鱼淋上美乃滋，再入烤箱里烤 1 分钟，取出装盘即可食用。

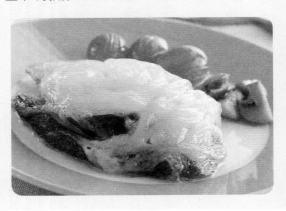

茄汁炸鱼

【原材料】

鳕鱼 60 克，洋葱 10 克，甜椒 10 克，青椒 10 克，蒜头 2 克，淀粉 5 克。

【调味料】

番茄酱 8 克，米酒 5 克，香醋 5 克，红砂糖 10 克。

做 法

❶ 洋葱、甜椒、青椒洗净、切小块；大蒜剥皮、拍碎；淀粉加水调匀备用。

❷ 鳕鱼洗净、切小块，沾上薄薄的淀粉，入油锅炸至两面呈金黄色即可捞起。

❸ 起油锅，加入大蒜、洋葱、青椒、甜椒拌炒，倒入米酒、番茄酱、香醋、红砂糖，放入淀粉水勾芡，再把炸鱼放入拌炒即可食用。

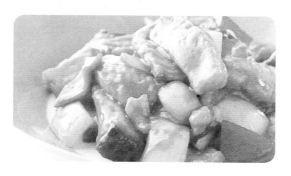

土豆琵琶虾

【原材料】

土豆300克，虾200克，面包糠50克，鸡蛋1个。

【调味料】

盐3克，番茄酱8克，胡椒粉1克。

做法

❶ 土豆去皮洗净，加水煮熟，捞出切片；鸡蛋打散备用。

❷ 将虾洗净，加盐、胡椒粉稍腌入味，裹上蛋液，拍上面包糠。

❸ 将虾入锅炸熟后捞出，土豆炸脆，一起装盘，淋入番茄酱即可。

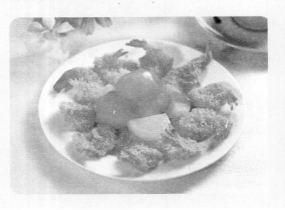

虾米萝卜丝

【原材料】

虾米 50 克，白萝卜 350 克，红椒 1 个。

【调味料】

姜 1 块，料酒 10 克，盐 5 克，鸡精 2 克。

做法

1 将虾米泡涨；萝卜、生姜洗净切丝；红椒洗净切小片待用。

2 炒锅置火上，加水烧开，把萝卜丝焯水，倒入漏勺滤干水。

3 炒锅上火加入色拉油，下萝卜丝、红椒片、虾米，放入调味料炒匀出锅装盘即可。

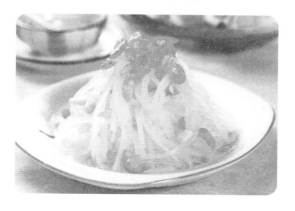

五彩虾仁

【原材料】

虾仁 45 克，香菇、荸荠各 20 克，豆干 25 克，毛豆 10 克，笋 30 克，蛋 50 克。

【调味料】

盐、料酒各适量。

做 法

❶ 竹笋、荸荠、豆干洗净，切丁，焯水；香菇洗净切末，毛豆洗净。

❷ 虾仁去泥肠，洗净，用少许的盐、料酒腌 10 分钟；将蛋煎成蛋皮备用。

❸ 锅中放少量油，爆香菇末，放入虾仁，快炒至八分熟，加入竹笋、荸荠、豆干、毛豆和蛋皮，炒至原材料熟，调味后，起锅即可。

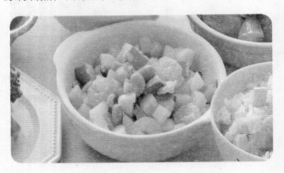

蒜香蒸虾

【原材料】

草虾 60 克，蒜末 5 克，枸杞 5 克，白杓 10 克，熟地黄 2 克。

【调味料】

鱼露 5 克，冰糖 10 克，米酒 5 克，色拉油适量。

做法

1. 白杓、熟地黄放入碗，加入 1/2 碗水，放入电锅焖煮，滤取汤汁备用。

2. 草虾去除虾脚，洗净，由头部剪开，尾巴不能剪断，去除肠泥，洗净，装盘备用。

3. 热油锅，转小火，放入蒜末炒至微黄，加入汤汁、米酒、鱼露、冰糖、枸杞煮沸，淋入草虾上面，放入蒸笼，煮 5~6 分钟即可食用。

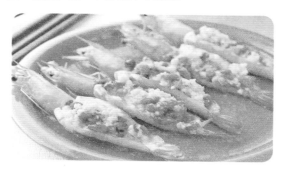

香苹虾球

【原材料】

草虾仁 60 克，五爪苹果 50 克，枸杞 10 克，炸油适量，淀粉 30 克，蛋白 10 克。

【调味料】

沙拉酱 5 克。

做 法

1. 枸杞洗净，加 1/4 碗水，放入电锅焖煮、取出待凉，滤取汤汁。

2. 草虾仁去肠泥、背部剖开、洗净、用纸巾吸取水分，加入蛋白、淀粉拌匀备用。

3. 热油锅，放草虾，炸约 2 分钟捞出，即成虾球。

4. 苹果削皮洗净，切丁入碗，加虾球拌匀装盘。

5. 枸杞汤汁及沙拉酱拌匀，倒入小碟子，食用时蘸取即成。

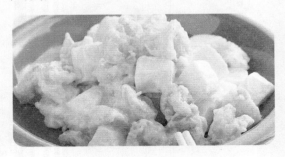

枸杞竹荪蟹

【原材料】

竹荪 30 克，青蟹一只或 60 克，枸杞 5 克。

【调味料】

米酒 5 克，蒜头 3 克。

做法

1. 竹荪洗净，泡水去膜，放入滚水汆烫、取出、沥干；蒜头去膜切碎、炒黄备用。

2. 青蟹洗净装盘，放入竹荪、蒜头碎，加入枸杞，倒入米酒。

3. 放入蒸笼，转大火蒸 15 分钟即可食用。

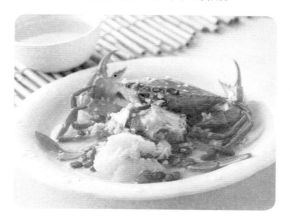

双色蛤蛎

【原材料】

白萝卜球30克，胡萝卜球30克，文蛤25克，芹菜末10克，肉苁蓉3克，当归2克。

【调味料】

淀粉5克。

做法

❶胡萝卜球、白萝卜球，放入滚水煮熟；淀粉加20毫升水拌匀备用；文蛤洗净，放入蒸笼，转中火蒸10分钟，取出蛤肉、汤汁备用。

❷肉苁蓉、当归加200毫升水，放入蒸锅煮35分钟，滤取汤汁，即成中药汁；胡萝卜球、白萝卜球、蛤肉汁、1/4碗水，用小火焖煮3分钟，加入淀粉水勾芡。

❸放入蛤肉及芹菜末，中药汁拌匀即可食用。

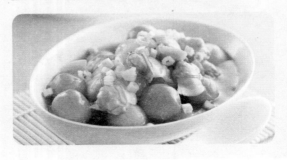

酒醋拌花枝

【原材料】

花枝 60 克，小黄瓜 20 克，紫菜丝 0.5 克，洋葱丝 40 克，葱末 2 克，丁香 2 支。

【调味料】

白酒 10 克，香醋 10 克，橄榄油 2 克。

做法

❶ 花枝洗净、切小片，放入滚水汆烫、取出待凉；小黄瓜洗净、切圆片。

❷ 洋葱丝、白酒、丁香放入锅，转小火煮沸、待凉，加入香醋、橄榄油拌匀，调成油醋汁。

❸ 花枝、小黄瓜、葱末、油醋汁拌匀，装盘撒上紫菜丝即可食用。

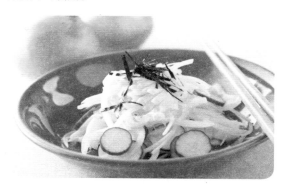

果味冬瓜排

【原材料】

冬瓜 300 克，朱古力屑 10 克，鸡蛋 1 个。

【调味料】

淀粉 10 克，番茄酱适量。

做法

① 冬瓜去皮，切成薄片，粘裹上鸡蛋、淀粉调成的糊。

② 油锅烧热，下入冬瓜片炸至结壳时，捞出排入盘中。

③ 番茄酱入油锅中炒散，淋在冬瓜排上，撒上朱古力屑即可。

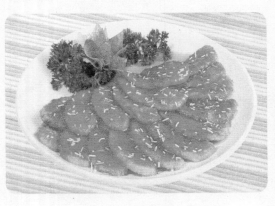

酿冬瓜

【原材料】

冬瓜 500 克, 冬菇、冬笋各 50 克, 豆腐 1 块, 高汤适量。

【调味料】

味精、盐各 3 克, 淀粉 15 克, 香油、姜末各 5 克。

做法

❶冬瓜去皮、瓤, 洗净切成块, 放开水锅内煮至六成熟时捞出, 沥去水分。

❷豆腐压碎放在碗里; 冬菇洗净, 冬笋去皮洗净, 均切成末, 放豆腐泥里, 加调味料拌成馅。

❸冬瓜块切片, 把馅夹在冬瓜片里, 摆放在碗中, 加入 汤、盐、味精, 上笼蒸 10 分钟后取出, 扣在盘内; 把汤烧沸, 勾芡, 浇在冬瓜上即成。

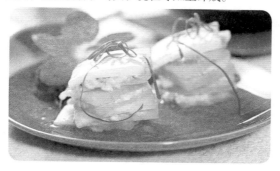

干贝黄瓜盅

【原材料】

黄瓜 150 克，新鲜干贝 100 克，生地 10 克，芦根 10 克，枸杞 5 克。

【调味料】

盐、淀粉各适量。

做法

1. 生地和芦根放入棉布袋与清水倒入锅中，以小火煮沸，约 3 分钟后关火，滤取药汁。

2. 黄瓜去皮洗净，切小段，挖除每个黄瓜中心的子，并塞入 1 个干贝，摆入盘中。

3. 枸杞撒在黄瓜上面，放入电锅内蒸熟，或是放置在蒸笼上以大火蒸 10 分钟。

4. 药汁加热，沸腾时调淀粉水勾芡，调入盐，趁热均匀淋在蒸好的黄瓜干贝盅上面即可食用。

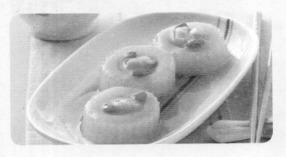

副菜类

高血压患者在副菜类饮食上应当多吃一些润燥、降压的食物。比如豆腐、花椰菜、红豆、玉米、山药、秋葵、花枝、魔芋等，这些食物含有丰富的钾离子，可以对抗钠离子对血压升高的作用，同时也起到补中益气，生津润燥的作用，长期食用可以有效地降低血压。

三杯豆腐

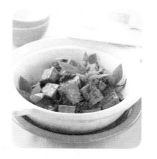

【原材料】
九层塔 100 克，传统豆腐 220 克。

【调味料】
低盐酱油 5 克。

做 法

1. 九层塔挑取嫩叶、洗净；传统豆腐洗净、切方块备用。

2. 起油锅，放入豆腐炸至两面酥黄，捞起沥干，放置另一个锅。

3. 加入 2 碗水、低盐酱油，转大火煮沸，再转小火煮至水分收干。

4. 加入九层塔拌匀即可食用。

陈丝双脍

【原材料】

猪里脊肉 60 克，青葱 5 克，陈皮 5 克，辣椒 2 克。

【调味料】

淀粉 5 克，冰糖 10 克，米酒 5 克，油 5 克。

做法

1. 青葱洗净、切丝；辣椒去子、切成丝状；淀粉加 20 毫升水调匀。
2. 陈皮用温水泡 10 分钟、切丝；猪里脊肉洗净、切丝。
3. 猪肉丝加入米酒、淀粉拌匀，放入油搅匀。
4. 起油锅，转中火，放入猪肉丝拌炒略熟。
5. 加入冰糖、陈皮丝炒匀，倒入淀粉水勾薄芡。起锅前撒下葱丝、辣椒丝即成。

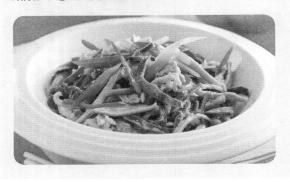

麻酱牛蒡

【原材料】

牛蒡 80 克，芝麻 5 克，辣椒丝 10 克。

【调味料】

芝麻酱 5 克，香醋 5 克，无盐酱油 3 克，蒜末 5 克，
红砂糖 5 克。

做法

1. 牛蒡削皮洗净、切丝（注：牛蒡泡水时，颜色会
变成墨绿色，泡盐水则是变浅黄色）。

2. 煮锅加水滚沸，放入牛蒡丝（水要盖过牛蒡）煮
6 分钟，捞起、沥干水分。

3. 调味料放入碗拌匀，牛蒡丝放入盘，撒上辣椒
丝、调味料、炒好的芝麻即可食用。

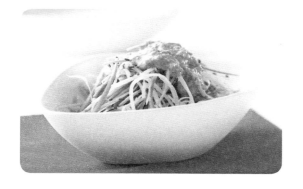

醋渍大豆

【原材料】
黄豆 40 克。

【调味料】
红砂糖 10 克，白醋 5 克。

做法

1. 黄豆洗净、泡水 8 小时备用。
2. 黄豆放入锅，移入蒸笼，转中火蒸 1 小时。
3. 红砂糖、半碗水放入锅，转中火煮滚，放入黄豆，待水快收干，再加入醋即可食用。

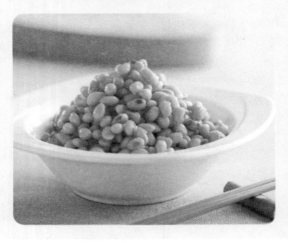

彩蔬肉片

【原材料】

莲子20克，小黄瓜20克，香菇10克，甜椒10克，肉片20克，胡萝卜10克，蒜仁适量。

【调味料】

橄榄油10克。

做法

1️⃣ 莲子放入碗，泡水2小时，移入蒸锅煮熟；淀粉加20毫升水拌匀；小黄瓜、香菇洗净、切片；甜椒去子、洗净、切片；胡萝卜削皮、洗净、切片。

2️⃣ 小黄瓜、香菇、甜椒、胡萝卜、肉片放入滚水氽烫至熟备用；起油锅，放入蒜仁、香菇爆香，加入全部材料拌炒。

3️⃣ 起锅前，放入淀粉水勾芡即可食用。

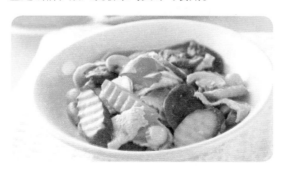

凉拌苹果花豆

【原材料】
苹果 100 克，花豆 120 克。

【调味料】
红砂糖 15 克，柠檬汁 3 克。

做 法

① 花豆泡水 8 小时，放入滚水煮熟，捞起沥干备用。

② 苹果削皮、洗净、切丁，放入 500 毫升水，倒入柠檬汁备用。

③ 苹果丁捞起放入锅，加入花豆、红砂糖拌匀即可食用。

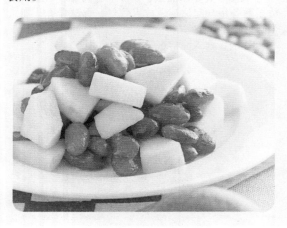

玉米笋炒山药

【原材料】

山药 35 克，胡萝卜 20 克，秋葵 35 克，玉米笋 20 克，红枣 5 克。

【调味料】

味精 5 克。

做法

1. 山药削皮、洗净、切片；秋葵、玉米笋洗净、斜切；胡萝卜削皮、切片。

2. 山药、胡萝卜、秋葵、玉米笋放入滚水煮熟，捞起备用。

3. 红枣洗净、去子，放入滚水煮 15 分钟，捞起、沥干备用。

4. 起油锅，放入秋葵、玉米笋、胡萝卜拌炒，再加山药片及红枣拌匀即可食用。

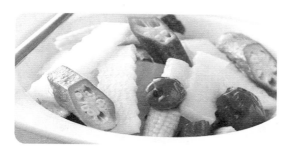

秋葵拌花枝

【原材料】

秋葵 20 克，花枝 25 克，洋葱 10 克，辣椒 5 克。

【调味料】

醋 10 克，味精 5 克。

做法

❶ 花枝洗净、剥皮、切丝，放入滚水氽烫、捞起、泡冷水备用。

❷ 洋葱洗净、剥皮、切丝；秋葵洗净、切小片；辣椒洗净、切丝。

❸ 醋、味精、洋葱丝放入碗拌匀，加入花枝与秋葵即可食用。

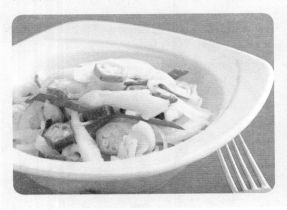

凉拌马齿苋

【原材料】
马齿苋 300 克。

【调味料】
盐 3 克，味精、糖各 4 克，蒜蓉、麻油各少许。

做法

1 马齿苋去根洗净。
2 将马齿苋焯水后冲凉装盘。
3 加盐、味精、糖、蒜蓉、麻油拌匀即可。

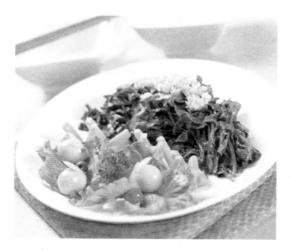

芹菜炒花生米

【原材料】
花生米 200 克，芹菜 50 克，胡萝卜 50 克。

【调味料】
茄汁 10 克，盐 3 克，味精 2 克，糖 3 克。

做法

1. 芹菜去叶，洗净切丁，下入锅中焯水后捞出，沥干水分；胡萝卜洗净切丁。

2. 花生米洗净，放入油锅中，加入盐、味精、白糖，再下芹菜丁、胡萝卜丁一起炒入味。

3. 盛出装盘，加茄汁拌匀即可。

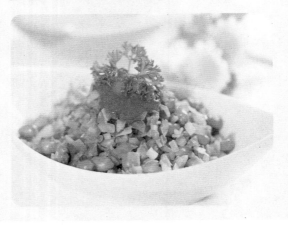

凉拌胡萝卜

【原材料】
胡萝卜 1 个，香菜 3 克，葱花适量。

【调味料】
芝麻 5 克，姜末、蒜末各 4 克，食油 15 克，辣椒油 10 克，盐 2 克。

做法

① 胡萝卜去皮洗净切丝，摆盘，撒上葱花、香菜。

② 油烧热，放入姜末、蒜末爆香，盛入碗里，调入盐、芝麻、辣椒油拌匀，淋在胡萝卜丝上，拌匀即可食用。

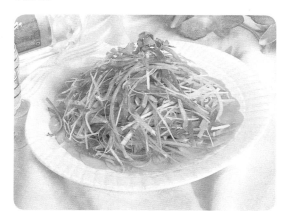

百合蔬菜

【原材料】

豌豆夹 15 克，新鲜香菇 10 克，白木耳 10 克，青椒 10 克，红椒 10 克，百合 30 克。

【调味料】

低钠盐 0.5 克，淀粉 4 克。

做法

❶百合剥片，洗净；白木耳泡水至软，洗净、摘除老蒂，放入滚水氽烫、捞起沥干。豌豆夹摘除头部、洗净；红椒洗净，切成条状；淀粉加水调匀备用。

❷新鲜香菇洗净，切粗条，氽烫，捞起沥干。

❸起油锅，放入百合炒至透明，加入香菇、白木耳拌炒，再加盐、豌豆、红椒快炒，放入淀粉水勾薄芡即可食用。

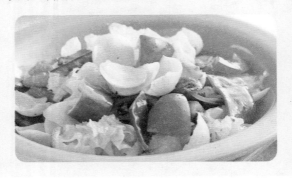

豆腐贝菇蒸鸡蛋

【原材料】

嫩豆腐80克，干贝15克，鸡蛋30克，草菇5克。

【调味料】

白胡椒粉1克，米酒5克，牛乳40克，淀粉少许。

做法

1. 嫩豆腐打碎，用纱布沥干水分；草菇洗净、切碎；干贝放入碗，加1/3碗水、米酒，移入蒸锅，转中火蒸30分钟取出，留下汤汁。

2. 草菇、干贝汁、盐、胡椒粉入锅，转中火待滚，加淀粉水勾芡，即成酱汁。干贝剥细丝，加豆腐、鸡蛋、白胡椒粉、牛奶、淀粉拌匀。

3. 移入蒸锅蒸5分钟，食用时淋上酱汁即可食用。

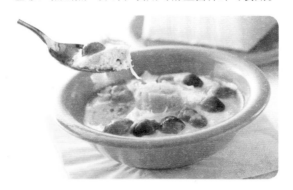

柠檬白菜

【原材料】

山东白菜 80 克，海带芽 10 克，柠檬 5 克，辣椒 2 克。

【调味料】

淀粉 5 克。

做法

1. 辣椒去子、切细丝；柠檬洗净、削皮、切丝；淀粉加 20 毫升水拌匀。

2. 海带芽、白菜洗净，放入滚水氽烫至熟、捞起、沥干。

3. 起油锅，放入白菜、海带芽、辣椒丝及适量水炒匀。加入柠檬丝，倒入淀粉水勾芡即可食用。

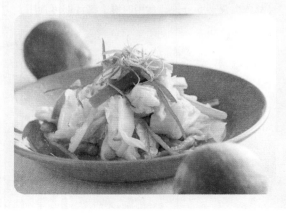

老醋蜇头

【原材料】
海蜇头 200 克,黄瓜 50 克。

【调味料】
盐、醋、生抽、红油、红椒适量。

做法

❶黄瓜洗净,切成片,排于盘中;海蜇头洗净;红椒洗净,切片,用沸水焯一下待用。

❷锅内注水烧沸,放入海蜇头焯熟,捞起沥干放凉并装入碗中,再放入红椒。

❸碗中加入盐、醋、生抽、红油拌匀,再倒入排有黄瓜的盘中即可。

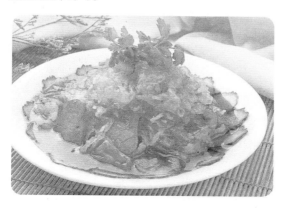

五味魔芋

【原材料】
蒜头 10 克，魔芋 60 克，番茄 20 克。

【调味料】
酱油膏 2 克，香醋 5 克，糖 5 克。

做法

1️⃣ 蒜头洗净、去皮、切末；番茄洗净、切末备用。

2️⃣ 魔芋洗净、切小块，放入滚水汆烫、捞起、泡冰水备用。

3️⃣ 魔芋放入锅，加入蒜末、番茄末、酱油膏、香醋、糖拌匀即可食用。

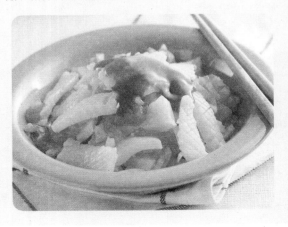

蔬菜肉卷

【原材料】

瘦肉片 40 克，小黄瓜、胡萝卜各 20 克，绿葱、莴苣、豆芽各 10 克，海带 15 克，柴鱼片 5 克。

【调味料】

无盐酱油 5 克。

做法

1. 柴鱼片、海带放入锅，加入 4 碗水，转中火煮剩 1 碗水，倒入无盐酱油，成为酱汁备用。

2. 瘦肉片放入滚水氽烫至熟，倒入冷水浸泡 2 分钟、捞起、沥干水分；莴苣、葱、胡萝卜、小黄瓜洗净、切丝，泡水沥干；绿豆芽洗净、放入滚水氽烫、捞起冲水备用。

3. 瘦肉片摊平，放入以上材料卷起，食用时蘸用酱汁即可。

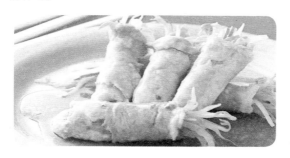

双味肠粉

【原材料】

虾仁 20 克，韭菜 80 克，猪肉丝 40 克，香菜 10 克，河粉 100 克，红枣 2 克，枸杞 3 克，熟地黄 5 克。

【调味料】

米酒、淀粉各 5 克，甜辣酱、无盐酱油各 3 克。

做 法

1. 药材入碗加水，移入蒸锅，中火蒸 30 分钟，制成药汁；虾仁去肠泥，由背部切开，但不切断。
2. 韭菜、香菜洗净切段；淀粉加水拌匀。
3. 肉丝、虾仁腌 15 分钟；河粉切成四方形，分别包入猪肉和韭菜、虾仁和韭菜，卷成直筒状，中火蒸 6 分钟；药汁放入锅，加入水淀粉勾芡，淋在粉肠上，撒上香菜即可食用。

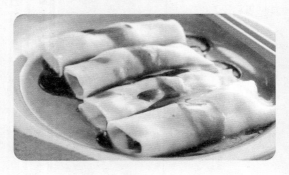

花椰鲜干贝

【原材料】
花椰菜 100 克，新鲜干贝 30 克，红椒 10 克，黄椒 10 克。

【调味料】
油 5 克，酒 2 克，淀粉 4 克。

做法

❶ 花椰菜洗净、切小朵；干贝洗净；红椒、黄椒洗净、切块备用。

❷ 花椰菜、干贝，放入滚水烫熟；淀粉加 30 毫升水拌匀备用。

❸ 起油锅，放入红椒、黄椒、干贝拌炒，再加入少许淀粉水勾芡、装盘。

❹ 花椰菜置放盘边装饰（亦可将花椰菜一起加入拌炒）即可食用。

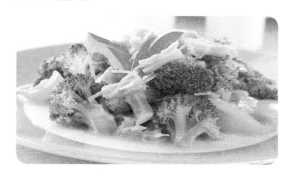

芥末花椰菜

【原材料】

绿花椰菜 100 克。

【调味料】

沙拉酱 5 克，全脂鲜乳 10 克，芥末酱 2 克。

做 法

❶ 沙拉酱、全脂鲜乳、芥末酱放入碗，搅拌均匀，即成酱汁备用。

❷ 绿花椰菜洗净、切小朵，放入滚水，加入盐及少许油，余烫 1 分钟，取出装盘。

❸ 酱汁淋在花椰菜上即可食用。

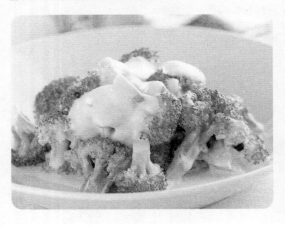

凉拌花椰红豆

【原材料】
花椰菜、洋葱、大红豆各适量。

【调味料】
橄榄油 3 克，柠檬汁少许。

做法

1. 洋葱剥皮、洗净、切丁、泡水备用。
2. 花椰菜切小朵，放入滚水汆烫至熟，捞起、泡冰水备用。
3. 橄榄油、柠檬汁调成酱汁备用。
4. 洋葱沥干放入锅，加入花椰菜、大红豆、酱汁混合拌匀即可食用。

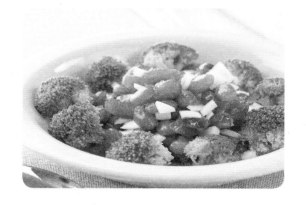

红茄番薯

【原材料】

番薯150克，红番茄60克。

【调味料】

红砂糖20克。

做 法

❶ 番薯洗净、削皮、切块；番茄洗净、切块。

❷ 番薯放入锅，加入红砂糖，加水盖满材料煮至熟软、待凉。

❸ 加入红番茄拌匀即可食用。

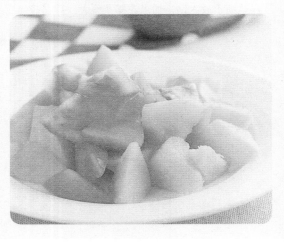

咖喱洋芋

【原材料】
马铃薯120克。

【调味料】
色拉油3克，香醋2克，红砂糖2克，咖喱粉少许。

做法

1. 马铃薯削皮、洗净、切条状，泡水备用。

2. 起油锅，加入马铃薯、香醋、红砂糖、咖喱粉拌炒。

3. 加入少许水焖熟即可食用。

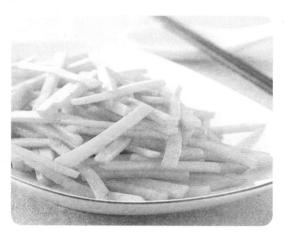

咖喱双菇

【原材料】
洋菇 10 克，新鲜香菇 10 克，马铃薯 30 克，苹果 80 克。

【调味料】
色拉油 5 克，咖喱粉 10 克，黑胡椒粉 2 克，无盐酱油 2 克。

做 法

① 洋菇、香菇洗净，放入滚水汆烫、捞起备用。

② 马铃薯削皮、洗净、切丁，放入滚水汆烫、捞起备用。

③ 苹果削皮、切丁、泡水备用。

④ 起油锅，放入洋菇、香菇、马铃薯丁拌炒，加入咖喱粉、无盐酱油，待汁收干。

⑤ 放入苹果丁拌匀，食用时撒上黑胡椒粉即成。

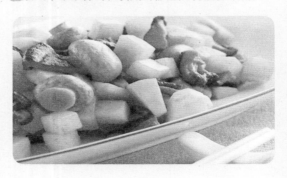

汤粥类

汤是餐桌上不可缺少的佳肴，同时，汤以其特有的保健功效，得到了营养学家们的赞许。高血压患者实际上与健康人一样，三大营养物质脂肪、蛋白质和糖的摄入比例要合理。只要搭配合理、正确饮用，汤水中富含的各种营养物质就可以让身体均衡吸收，从而达到增强身体对疾病的抵抗能力，降低血压。

青木瓜鱼片汤

【原材料】
鱼肉片 80 克，木瓜 60 克，青葱 5 克，姜片 2 克。

【调味料】
米酒 2 克。

做法

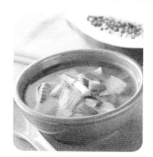

❶ 鱼肉片洗净，青葱洗净、切段。

❷ 木瓜削皮、去子、洗净，切块放入锅，加水盖满材料；以大火煮沸，转小火续煮 20 分钟，再加入米酒。

❸ 放入鱼肉片、青葱段、姜片煮熟即可食用。

竹荪虾丸汤

【原材料】
虾仁 80 克，竹荪 50 克，小白菜 10 克。

【调味料】
淀粉 10 克，高汤 300 克，米酒 3 克。

做 法

① 竹荪泡水，连换 5~6 次的水，直到水呈清澈为止。

② 虾仁洗净、剁碎，加入盐、米酒、淀粉拌匀，做成虾丸，移入蒸笼，转中火蒸 5 分钟。

③ 竹荪去蒂，切成 3 厘米长段，放入滚水氽烫，捞起沥干。

④ 高汤倒入锅，转中火待滚，放入竹荪、小白菜煮沸，加入虾丸续煮 1 分钟即可食用。

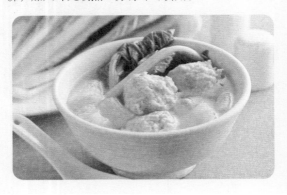

竹荪鸡汤

【原材料】
枸杞 20 克，鸡翅 200 克，竹荪 5 克，香菇 25 克。
【调味料】
盐适量。

做法

❶ 鸡翅洗净剁小块，用热水氽烫，捞起后沥干水分；竹荪用冷水泡软，挑除杂物，洗净后切小段；香菇洗净，备用；枸杞洗净。

❷ 将枸杞、鸡翅、香菇和水放入锅中，用大火煮滚后转小火，炖煮至鸡肉熟烂，放入竹荪，煮约 4 分钟，加盐调味即可。

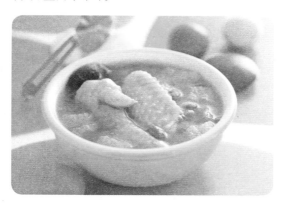

味噌三丝汤

【原材料】
海带卷 10 克，金针菇 15 克，豆干 50 克。

【调味料】
味精适量。

做法

1. 海带卷洗净切丝；金针菇洗净切段；豆干洗净，横刀切半，切薄片；味精加少许水调开。

2. 锅中加水，下所有原材料煮熟，最后加上味精搅匀煮滚即可。

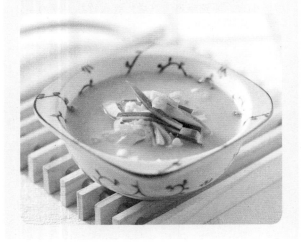

胡萝卜豆腐汤

【原材料】
胡萝卜 100 克，豆腐 75 克。

【调味料】
清汤适量，精盐 5 克，香油 3 克。

做 法

1. 将胡萝卜去皮洗净切丝，豆腐洗净切丝备用。
2. 净锅上火倒入清汤，下入胡萝卜、豆腐烧开，调入精盐煲至熟，淋入香油即可。

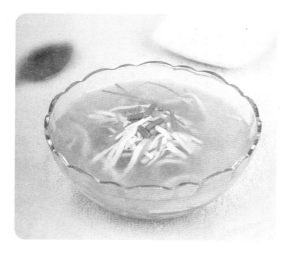

参片莲子汤

【原材料】

人参片 10 克, 红枣 10 克, 莲子 40 克。

【调味料】

冰糖 10 克。

做法

1. 红枣洗净、去子; 莲子洗净。
2. 莲子、红枣、人参片放入炖盅, 加水盖满材料 (约 11 分满), 移入蒸笼, 转中火蒸煮 1 小时。
3. 加入冰糖续蒸 20 分钟, 取出即可食用。

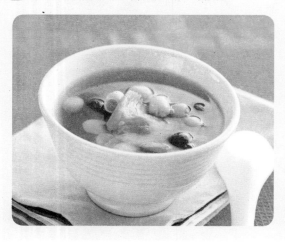

薏仁猪肠汤

【原材料】
薏仁 20 克，猪小肠 120 克。

【调味料】
米酒 5 克。

做 法

❶ 薏仁用热水泡 1 小时；猪小肠放入滚水汆烫至熟、切小段。

❷ 猪小肠、500 毫升水、薏仁放入锅中煮沸，转中火煮 30 分钟。

❸ 食用时，倒入米酒即成。

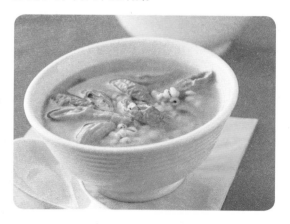

自制大骨高汤

【原材料】

大骨 1000 克，香菇头 30 克，高丽菜 200 克，胡萝卜 200 克，白萝卜 200 克，黄豆芽 100 克，玉米骨 200 克。

【调味料】

醋适量。

做 法

❶大骨洗净、氽烫，漂水 30 分钟。

❷将香菇头、高丽草、胡萝卜、白萝卜、黄豆芽、玉米骨等材料洗净，沥干水分备用。

❸取 5 升水，开中火煮滚，加入所有材料。

❹转小火续煮 3 小时，调入醋，再将材料过滤，留汤即成高汤。

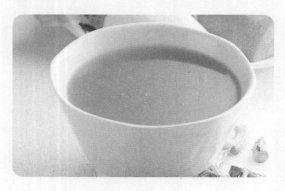

黑芝麻果仁粥

【原材料】
熟黑芝麻 10 克，核桃仁、杏仁各 15 克，大米 1 杯，清水 5 杯。

【调味料】
冰糖适量。

做法

1️⃣ 将杏仁洗净，核桃仁去皮，大米洗净后，用水浸泡 1 个小时。

2️⃣ 锅置火上，放入清水与大米，大火煮开后转小火，熬煮 20 分钟。

3️⃣ 加入各果仁、冰糖，继续用小火熬煮 30 分钟，待粥煮好后，加入熟黑芝麻即可。

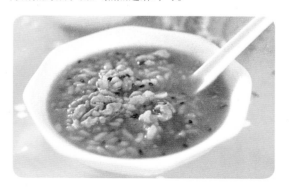

什锦粥

【原材料】

米 50 克，鸭肉 40 克，芋头 30 克，青豆 20 克，香菇、胡萝卜各 10 克。

【调味料】

盐适量。

做 法

①将米淘净，加三杯水煮沸后，可以小火煮 20 分钟。

②将鸭肉、芋头、胡萝卜去皮，洗净，全部切小丁，青豆、香菇洗净，香菇剁成碎末。

③将食材放入沸水中煮熟备用。

④将煮熟的食材放入粥中，焖煮 15~20 分钟，加盐调味即可食用。

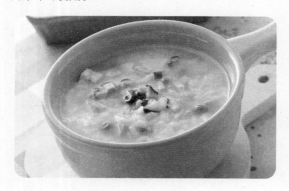

水果拌粥

【原材料】
草莓、猕猴桃、香蕉、杧果、白粥各适量。

做法

1️⃣ 草莓洗净后去蒂，切成细丁，猕猴桃、香蕉、杧果剥皮，切成细丁备用。

2️⃣ 将水果丁、白粥一起拌匀即可。

特别提示

水果可以用家里现成的取代，只要记得在白粥放温后再加入现切的水果拌匀，快速、方便又营养。

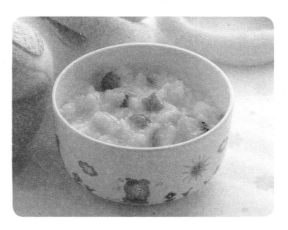

甜品类

在食疗中甜品最为简便，也容易吸收，并且尤其适合于老年高血压患者。选取一些合适的食材，如香蕉、南瓜灯，制作成甜品给高血压患者食用，可以明显降低高血压，达到营养均衡、增强体质的效果。

优酪什锦水果

【原材料】
酸奶（低脂）6克，苹果丁30克，小番茄、莲雾各50克，李子10克，奶粉20克。
【调味料】
糖6克。

做法

❶小番茄、莲雾、李子洗净；将酸奶、糖、奶粉加热水拌匀，再加入苹果丁。

❷倒入杯中，用50℃发酵箱发酵。

❸发酵完毕后，放入冰箱冷藏。

❹食用时，上面装饰莲雾、小番茄、李子即可。

麦芽香蕉

【原材料】
香蕉 150 克，麦草汁 320 克。

【调味料】
麦芽糖 5 克，蜂蜜 5 克。

做 法

1. 香蕉去皮、切段。
2. 麦草汁、蜂蜜、麦芽糖放入碗调匀。
3. 加入香蕉段即可食用。

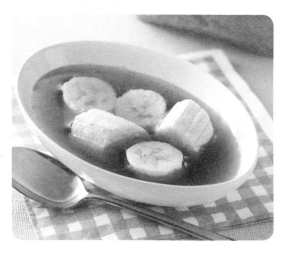

毛丹雪耳

【原材料】
西瓜 20 克，红毛丹 60 克，银耳 5 克。

【调味料】
冰糖 5 克。

做法

❶ 银耳泡水，去除蒂头，切小块，放入沸水中焯烫后捞水沥干待用。

❷ 西瓜去皮，切小块；红毛丹去皮，去子。

❸ 将冰糖和少量水熬成汤汁，待凉。

❹ 西瓜、红毛丹、银耳、冰糖水放入碗中，拌匀即可。

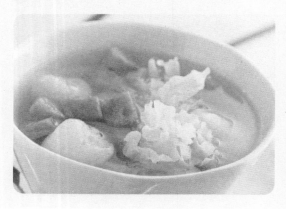

酒酿红枣蛋

【原材料】

鸡蛋 60 克，甜酒酿 10 克，枸杞 5 克，红枣 4 克。

【调味料】

红砂糖 10 克。

做法

❶鸡蛋放入开水中煮熟，剥去外壳；红枣、枸杞洗净。

❷红枣、枸杞放入锅中，加入 2 碗水煮沸，转小火煮剩约 1 碗水。

❸加入鸡蛋、甜酒酿、红砂糖，稍煮入味即可。

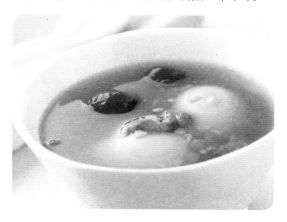

豆奶南瓜球

【原材料】

南瓜 50 克，黑豆 200 克。

【调味料】

糖 10 克。

做法

❶黑豆洗净、泡水 8 小时，放入果汁机搅打，倒入锅煮沸。

❷滤取汤汁，即成黑豆浆。

❸南瓜削皮洗净，用挖球器挖成圆球，放入滚水煮熟，捞起沥干。南瓜球、黑豆浆装杯即可食用。

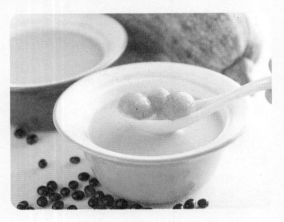

下篇

降血脂怎么吃

　　若想更好地控制血脂，不仅需要患者听从医生建议积极治疗，更需要患者在日常生活中注意控制饮食。当然，并不是说为了健康就要远离美味，每天只是吃青菜、豆腐，过苦行僧一样的生活，恰恰相反，降血脂的饮食不仅多样而且可口，只要在吃上多花点心思，就能帮患者愉快地降脂。

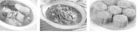

第一章

认识高血脂的3个关键词

虽然患有高血脂病的人越来越多，但是并不是每一个人都清楚地了解高血脂。高血脂究竟是一种什么病？高血脂是如何形成的？高血脂的危害有哪些？哪些人容易得高血脂？如何检查自己是否得了高血脂？

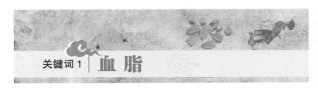

关键词1 | **血脂**

高血脂就是由于人体内的血脂过高而形成的疾病，可见血脂升高是诱发高血脂病的主要原因，关于血脂的知识我们需要了解哪些呢？

什么是血脂

血脂，又称脂质，是血液中所含脂类物质的总称，主要包括胆固醇、胆固醇脂、甘油三酯（或称三酰甘油）、磷脂以及游离脂肪酸等，其中胆固醇和甘油三酯是主要成分。

血脂值判断高血脂

血脂值应该保持在合理的范围内，一旦过高就会引起高脂血症。通过对血脂值的测量可以判断是否患有高脂血症。

血脂的控制标准

下面的表格清晰明确地分析了血脂的正常值与异常值，可以看出血脂的异常是一个很细微的问题，可是引起的疾病却不容忽视，所以对于血脂数值我们应该经常关注与测量。以防疾病的发生或是对于疾病的治疗进行量的阶段分析。

血脂异常分析参考值表			
测定项目	毫摩尔 / 升	毫克 / 分升	临床意义
总胆固醇	<5.2	<200	合适
	5.2 ~ 6.2	200 ~ 240	临界升高
	≥ 6.2	≥ 240	升高
甘油三酯	<1.7	<150	合适
	1.7~2.3	150~200	临界升高
	2.3~5.5	200~500	升高
	≥ 5.5	≥ 500	非常高
低密度脂蛋白	<2.6	<100	最合适
	2.6~3.4	100~130	合适
	3.4~4.1	130~160	临界升高
	4.1~5.0	160~190	升高
	≥ 5.0	≥ 190	非常高
高密度脂蛋白	<1.0	<40	低
	>1.6	>60	高

❤ 血脂的检测方法

血脂检测需要对总胆固醇、甘油三酯、低密度脂蛋白与高密度脂蛋白都进行检测。

（1）总胆固醇（TC）

正常参考值：2.8~6.2 毫摩尔/升（110~240毫克/分升）。

增高：常见于动脉粥样硬化、肾病综合征、胆管阻塞、糖尿病、黏液性水肿、高血脂等。

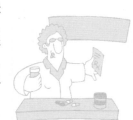

降低：常见于恶性贫血、溶血性贫血、甲状腺功能亢进、营养不良等。

（2）甘油三酯（TG）

正常参考值：0.23~1.24毫摩尔/升（20~110毫克/分升）。

增高：常见于动脉粥样硬化、肥胖症、严重糖尿病、肾病综合征、胰腺炎、迁延性肝炎、脂肪肝、糖原累积病、高血脂等。

降低：常见于甲状腺功能亢进、肝功能严重低下、恶病质等。

（3）低密度脂蛋白（LDL）

正常参考值：1.9~3.5毫摩尔/升（73~135毫克/分升）。

增高：常见于心脑血管疾病，亦见于甲状腺功能减低、肾病综合征、肝脏疾病、糖尿病等。

降低：则要警惕脑卒中的发病危险。

（4）高密度脂蛋白（HDL）

正常参考值：>1.0毫摩尔／升（>40毫克／分升）。

临床意义：现已证实 HDL 是一种抗动脉粥样硬化的脂蛋白、冠心病的保护因子，其含量与动脉狭窄程度呈显著负相关，在估计心血管的危险因素中其临床意义比总胆固醇和甘油三酯重要。

增高：可使发生动脉粥样硬化的危险度降低。

降低：常见于脑血管病、冠心病，高甘油三酯血症、吸烟、糖尿病等可使动脉硬化的危险度增高。

（5）血脂异常分析

血脂异常是指总胆固醇（TC）、甘油三酯（TG）、低密度脂蛋白（LDL）三者增高和高密度脂蛋白（HDL）低下。血脂异常是引起心脑血管疾病的重要因素，而低密度脂蛋白升高是导致冠心病的主要原因。

如何控制血脂

高脂血症主要是体内的血脂过高，即血液中脂肪与胆固醇含量过高，而脂肪与胆固醇最主要的来源是食物，所以应该注意饮食，多食用高纤维、高蛋白、低脂肪、低胆固醇的食物，从根本上控制血脂。另外运动与作息也可以影响到身体的分泌与代谢，多参加体育运动，注意休息与睡眠，将血脂保持在一定范围内。

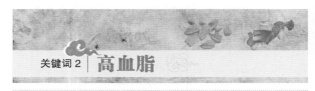

关键词 2 | **高血脂**

　　近年来，高血脂的并发症越来越高，而且患病比例也在逐年上涨，因为高血脂所引发的中风、心血管疾病直接威胁人们的健康与生命。高血脂与高血压、高血糖一起被称为"三高"，越来越受到人们的关注。

什么是高血脂

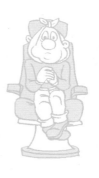

　　由于各种原因引起的血清中的胆固醇或甘油三酯水平升高所产生的疾病就是高脂血症，通俗地称为高血脂。

　　血脂，又称脂质，是血液中所含脂类物质的总称，主要包括胆固醇、胆固醇脂、甘油三酯（或三酰甘油）、磷脂以及游离脂肪酸等，其中胆固醇和甘油三酯是主要成分。

　　血脂中脂质含量只是全身脂质含量的一小部分，但却是人体所必需的物质，具有至关重要的生理功能。血脂成分由载脂蛋白运转，载脂蛋白的氨基酸数目、分子量、血浆浓度、所载的脂质、合成的部位不相同，其主要功能也不同。

血脂不溶于水，与蛋白质结合成脂蛋白，在血液中循环运转。胆固醇又分为低密度脂蛋白胆固醇与高密度脂蛋白胆固醇。

高密度脂蛋白胆固醇可以看成血液中的"好分子"，低密度脂蛋白胆固醇过高会引起高脂血症，堪称血液中的"坏分子"

高血脂是如何形成的

由于高脂血症患者的病因很多，医学界也不能完全解释清楚，目前得到证实与确定的主要有3个方面的因素：

（1）遗传因素

一小部分的人会因为家族性高脂血症遗传而得。其余大部分都是在后天所形成的。

（2）饮食因素

饮食因素是引起高脂血症的常见原因，绝大多数高血脂患者都是由于日常生活中对于饮食问题的疏忽或是错误的饮食方式而导致体内血脂过高，从而产生疾病。比如人们摄取高脂肪、高热量的饮食太多，平时又缺乏运动，生活无规律，导致肥胖，引起血黏度、甘油三酯和胆固醇升高。

（3）内分泌或代谢因素

由于血液中糖、脂肪、胆固醇、蛋白质代谢紊乱，体内毒素增多，肝脏的解毒功能严重受损，心脏供血无力、血路不畅，直至导致血液中的胆固醇与脂肪含量过高形成高血脂，并伴有高血压、高血糖、高血黏等一系列疾病。近年来高血脂在世界范围内疾速流行，从它的患病率变化趋势来看，形势不容乐观，被公认为全世界的三大疾病之一。

高血脂的几种类型

国际上对于正常血脂指数还没有统一的标准，不同时期、不同地区的标准都不一样。参照国际标准，结合我国居民的实际身体素质，制定出供我国人民参考的正常血脂标准。

血清总胆固醇 ≤ 200 毫克 / 分升，或 低密度脂蛋白胆固醇 ≤ 120 毫克 / 分升

血清甘油三酯 ≤ 150 毫克 / 分升

高密度脂蛋白胆固醇 ≥ 35 毫克 / 分升

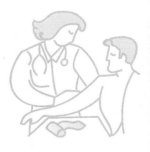

当血脂的第一、第二项（兼有第三项或不兼有第三项）异常时，需要在 2 到 3 周后复查，如果还是

超出上述标准，就可确诊为高血脂。

（1）从临床上将高血脂分为四种类型

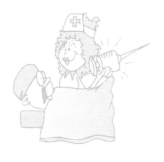

高胆固醇血症——血清胆固醇水平增高；

混合型高脂血症——血清胆固醇和甘油三酯水平都增高；

高甘油三酯血症——血清甘油三酯水平增高；

低高密度脂蛋白血症——血清高密度脂蛋白水平降低。

目前医学上倾向于用"血脂异常"这个概念替代"高脂血症"是因为上述的"低高密度脂蛋白血症"这一病症中的高密度脂蛋白是"降低"而不是"升高"。

（2）从病因上将高血脂分为两类

原发性高脂血症——由遗传因子决定的

继发性高脂血症——通常见到的病因是糖尿病、甲状腺功能低下、肾病综合征等。

◆ 哪些人易得高血脂

研究调查发现以下几种人易患高血脂：

有少数高血脂患者是患有高血脂家族病史的人；大部分高血脂患者都是肥胖者；中老年人及绝经后的

妇女很容易得高血脂；35岁以上经常高脂、高糖饮食者也会有得高血脂的危险；有些高血脂患者是由于生活习惯不良而导致的疾病，比如长期吸烟、酗酒者、不经常运动者；患有糖尿病、高血压、脂肪肝的病人，生活没有规律、情绪容易激动，精神长期处于紧张状态、甲状腺功能减退的人，都很容易得高血脂。

高血脂的主要症状

高血脂的症状比较明显，人们通过自我检查就可以发现，当身体开始出现以下症状时就要开始留意是不是患了高血脂。

（1）关节疼痛

患有家族性高胆固醇血症时，如果胆固醇过量会引发关节疼痛。主要是因为过多的胆固醇形成"黄色瘤"肿块，出现在关节里，引起关节疼痛。

（2）背部疼痛

饭后2小时左右背部疼痛，有可能是胰腺炎。由于血中中性脂肪不断地升高，胰腺位于胃的后方，饭后食物到达十二指肠时，胰腺的分泌功能最旺盛，所以胰腺炎容易发生在饭后2小时，表现为左上腹痛或背部疼痛。

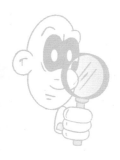

（3）黄色瘤

出现在眼睑部，是眼周围的一种黄色瘤斑称为眼睑黄色瘤；发生在肌腱称为肌腱黄色瘤。发生在皮下组织的黄色瘤通常出现在皮肤受凉处。

（4）老年环

眼角膜上出现典型的老年环，形状像鸽子的眼睛，常在 40 岁以前发生，所以老年人要是有老年环并不一定是高血脂，但是年轻人要是出现老年环，就可能患有高脂血症。

（5）动脉粥样硬化

大部分病人在 40 岁以前就会有心绞痛等动脉粥样硬化的表现。

"无症状" 时期的自我识别

高血脂与高血压、高血糖，并称为"三高"，足以说明高脂血症发病率的普遍性。一旦身体上出现了以下症状，就需要引起重视了，一定要去医院检测自己的血脂水平：

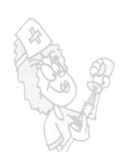

早晨起床后感觉头脑不清醒，早餐后好转，午后极易犯困，夜晚很清醒；经常感觉头昏脑涨，有时与人谈话的过程中都容易睡着；中老年妇女

的眼睑上出现淡黄色的小皮疹，刚开始时为米粒大小，略高出皮肤，严重时布满整个眼睑；腿肚经常抽筋，并时常感到刺痛，这是胆固醇积聚在腿部肌肉中的表现；短时间内在面部、手部出现较多黑斑（斑块比老年斑稍微大一些，颜色较深）；记忆力及反应力明显减退，看东西会时不时地感到模糊，这是因为血液变黏稠，流速减慢，使视神经或视网膜暂时性缺血。

高血脂的诊断标准

目前，国内高血脂的诊断一般以成年人空腹血清总胆固醇超过 5.72 毫摩尔 / 升，三酰甘油超过 1.70 毫摩尔 / 升，作为诊断高血脂的指标。将总胆固醇在 5.2~5.7 毫摩尔 / 升者称为边缘性升高。

根据血清总胆固醇、三酰甘油和高密度脂蛋白胆固醇的测定结果，通常将高脂血症分为以下四种类型：

（1）高胆固醇血症

血清总胆固醇含量增高，超过 5.72 毫摩尔 / 升，而三酰甘油含量正常，即三酰甘油低于1.70毫摩尔/升。

（2）高三酰甘油血症

血清三酰甘油含量增高，超过 1.70 毫摩尔 / 升，而总胆固醇含量正常，即总胆固醇低于5.72毫摩尔/升。

（3）混合型高脂血症

血清总胆固醇和三酰甘油含量均增高，即总胆固醇超过 5.2 毫摩尔/升，三酰甘油超过 1.0 毫摩尔/升。

（4）低高密度脂蛋白血症

血清高密度脂蛋白—胆固醇（HDL—胆固醇）含量降低，低于 0.90 毫摩尔/升。

🍡 高血脂的有效防治

在总结了大量的临床经验后，专家建议，预防高血脂的发生应"从娃娃抓起"，因为很多容易引起血脂升高的不良生活习惯都是在儿童时期养成的。具体的做法是，首先，对血脂增高的饮食防治，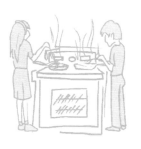应掌握"五低"原则，即热能低、总脂肪低和脂肪酸低、胆固醇低和食盐低。即应避免过食、偏食，少吃冰激凌、巧克力、甜食及其他高脂肪、高能量、高胆固醇的食物。其次，在生活中，进行适当的体力锻炼，坚持良好的作息制度。对于一些易引起血脂升高的内分泌和代谢性疾病也要尽量在早期发现，以便及时治疗。治疗高脂血症应该掌握并实施以下几种方法。

（1）科学知识教育

要想治疗高血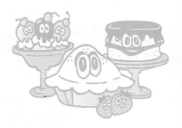脂，首先就应当对高血脂知识进行全方位的了解，所谓"知己知彼，百战不殆"。只有清楚地学习并掌握了高血脂的相关知识，才能够对症下药，进行合理的治疗，从而达到事半功倍的效果。

（2）原发病的积极治疗

对于某些内分泌或代谢因素所致的血脂异常，如甲状腺功能减退所引起的高血脂，应该在医生的指导下，配合医生积极治疗原发疾病并搭配降血脂药物，纠正脂质代谢紊乱，预防血脂的升高。

（3）饮食治疗

实验证明，大多数的高血脂都是由于饮食因素引起的，要防治高血脂，最关键的就是要从饮食入手，纠正导致血脂升高的不合理的饮食行为，掌握合理有效的饮食方法，在吃的过程中轻松防治高血脂。

高血脂的治疗应该遵从以下 5 个方面：

①热量供应要适宜

人体需要从饮食中获取热量来维持生命活动，从饮食中获取的热量除了维持人体的正常生理功能外，大部分会转变成热能消耗，人体每天对热量的摄取与消耗应保持平衡。也就是说从饮食中获取的热能一定要适度。热能如果供过于求就会储存起来。而热能的主要储存形式就是人体的脂肪。如果食物中含糖量过多，除了被人体消耗掉的量外，剩余的量就会通过影响胰岛素分泌等多种途径，加速肝脏低密度脂蛋白的合成，使人体的代谢向着脂肪合成的方向进行，血液中的甘油三酯就会升高，从而导致高脂血症的形成。

②减少动物脂肪和胆固醇的摄取

假如一个人的饮食中动物脂肪与胆固醇摄入过量，则会直接升高血液中的血脂，形成高脂血症。这是因为动物的脂肪酸和胆固醇成分和人类相接近，很容易被人体消化吸收利用。

③多吃水果与蔬菜

水果与蔬菜中含有极少量甘油、脂肪酸，但是维生素与纤维素的含量却很丰富，可降低血液中胆固醇含量，预防高血脂疾病的发生。其中，维生素 C 可促进胆固醇降解，转为胆汁酸，使血清总胆固醇水平下降；同时，增加脂蛋白脂酶的活性，加速血清极低密度脂蛋白及甘油三酯降解，从而降低血清甘油三酯（TG）水平。同时维生素 C 又是一种重要的生理性抗氧化物，能够减少动脉粥样硬化（CHD）的形成。维生素 E 可延缓动脉粥样硬化病变的形成；维生素 E 影响并参与胆固醇分解代谢的酶的活性，有利于胆固醇在体内的转运与体外的排泄。水果与蔬菜中的微量元素也有助于降低血液中的血脂水平。水果与蔬菜对于降低血脂的作用明显，在日常生活中应当多食用，从而预防与治疗高脂血症。

④合理的运动作息治疗

运动和体力活动，可以使高血脂患者血清低密度脂蛋白、极低密度脂蛋白和甘油三酯水平明显下降，并可以有效地提高血清高密度脂蛋白水平。因此，对于大多数由于饮食因素所致的高血脂患者，经常进行一些体育锻炼，比如做操、打太极拳、散步、慢跑、打羽毛球等活动维持理想的体重，对于防治高脂血症有着重要作用。

充足的睡眠与高质量的休息可以缓解人体疲劳，加速体内代谢功能，从而有助于降低血脂，达到预防与治疗的作用。

⑤心理治疗

很多高脂血症患者在得知自己患有高脂血症后会心情沮丧，消极被动，对于治疗抱有悲观的想法。其实正确对待疾病，保持心情愉悦，拥有积极乐观的态度才能够更好地与高脂血症抗争，有助于取得好的治疗效果。

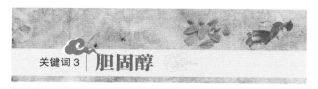

关键词3　胆固醇

> 胆固醇升高就会引发高血脂，高胆固醇、高血脂正在无声无息地危害人们心血管的健康。
>
> 对于胆固醇一定要进行合理控制，使其水平维持在一定的范围内。

什么是胆固醇

胆固醇又称胆甾醇。一种环戊烷多氢菲的衍生物。早在 18 世纪人们已从胆石中发现了胆固醇，1816 年化学家本歇尔将这种具脂类性质的物质命名为胆固醇。胆固醇广泛存在于动物体内，尤以脑及神经组织中最为丰富，在肾、脾、皮肤、肝和胆汁中含量也高。其溶解性与脂肪类似，不溶于水，易溶于乙醚、氯仿等溶剂。

胆固醇是动物组织细胞所不可缺少的重要物质，它不仅参与形成细胞膜而且是合成胆汁酸与维生素 D 以及甾体激素的原料。

血中的胆固醇由脂蛋白运转，其中高密度脂蛋白胆固醇对心血管有保护作用，通常称之为"好胆固醇"，而低密度脂蛋白胆固醇则与冠心病的危险性增加有关，通常称之为"坏胆固醇"。血液中胆固醇含

177

量每分升在 140~199 毫克之间，是比较正常的胆固醇水平。

⚫ 胆固醇的控制标准

胆固醇具有构成细胞膜，产生胆酸，合成激素等生理作用。

（1）构成细胞膜

胆固醇是构成细胞膜的重要组成成分。细胞膜包围在人体每一细胞外，胆固醇为它的基本组成成分，占质膜脂类的 20% 以上。有人曾发现给动物喂食缺乏胆固醇的食物，结果这些动物的红细胞脆性增加，容易引起细胞的破裂。研究表明，温度高时，胆固醇能阻止双分子层的无序化；温度低时又可干扰其有序化，阻止液晶的形成，保持其流动性。因此，可以想象要是没有胆固醇，细胞就无法维持正常的生理功能，生命也将终止。

（2）形成胆酸

胆汁产于肝脏而储存于胆囊内，经释放进入小肠与被消化的脂肪混合。胆汁的功能是将大颗粒的脂肪变成小颗粒，使其易于与小肠中的酶作用。在小肠尾部，85%~95% 的胆汁被重新吸收入血，肝脏重新吸收胆酸使之不断循环，剩余的胆汁（5%~15%）随粪便排出体外。肝脏需产生新的胆酸来弥补这 5%~15% 的损失，此时就需要胆固醇。

（3）合成激素

激素是协调多细胞机体中不同细胞代谢作用的化学信使，参与机体内各种物质的代谢，包括糖、蛋白质、脂肪、水、电解质和矿物质等的代谢，对维持人体正常的生理功能十分重要。人体的肾上腺皮质和性腺所释放的各种激素，如皮质醇、醛固酮、睾丸酮、雌二醇以及维生素 D 都属于类固醇激素，其前体物质就是胆固醇。

胆固醇不可过高也不可过低

正常成人血液中胆固醇含量变化比较大，正常参考值是 2.82~5.95 毫摩尔／升。世界上大多数心脑血管病专家认为：血中胆固醇含量在此范围内的人，冠心病发病率低，健康状况良好，较少死于心血管病，预期寿命较长。

如果胆固醇浓度高于这个范围，就会导致高胆固醇血症，对机体产生不利的影响。

早在 18 世纪初，人们就从胆囊的结石中提炼出了胆固醇，以后又发现它广泛存在于人体的许多组织器官和血液中。通过

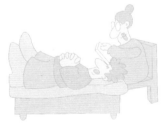

进一步研究，发现人体动脉粥样硬化斑块中的胆固醇含量尤其高。大量的临床与实验证明，胆固醇在血管壁上的沉积过多，会导致动脉粥样硬化，从而引发冠心病、脑动脉硬化、脑梗塞、心肌梗死、中风等心脑血管疾病，严重威胁着人类的健康。

但是胆固醇也不是越低越好，当血中胆固醇水平长期过低，就会产生许多疾病，如尿道感染、菌血症、神经系统感染等。甚至患上营养不良、后天免疫不良症候群、肝癌、胃癌、消化道癌症等疾病，所造成的死亡率也会增加。

胆固醇的来源

胆固醇的来源有两种，一种是从饮食中获得，另一种是由体内自己合成。后者是胆固醇来源的主要途径。人体每天可自行合成 1 克左右的胆固醇，而从食物中摄取的胆固醇数量并不多。从饮食中获取的胆固醇主要来自动物内脏、奶油、蛋黄以及动物性食品。人体的胆固醇在不断生成的同时，也在不断消耗，这样就避免了过量胆固醇在体内的积蓄，造成危害。

理想的总胆固醇水平

正常成年人，理想的血清胆固醇水平低于 2.5 毫摩尔 / 升。

第一章

防治高血脂的2大营养攻略

脂肪、蛋白质与糖类是人体进行生命活动所必需的能量物质，它们主要是从食物中摄取，所以应该合理地选择食物，使营养达到均衡。而高血脂患者就更应该注意营养素与微量元素的摄取。

攻略 1 合理摄取3大营养成分，保持营养均衡

脂肪、蛋白质与糖类是人体必需的三大营养成分，人体通过摄取脂肪、蛋白质、糖类来满足生命活动所需要的热量与能量，但是这三种营养成分并不是摄取得越多越好，尤其是高血脂患者，更应该合理摄取，以保持营养的均衡。

脂肪

脂肪是人体不可缺少的能量来源，平时储备在脂肪组织中，不释放能量。在饥饿或血中葡萄糖浓度过低时，才将其能量释放出来，供机体利用。1克脂肪可产生38千焦能量，是糖类和蛋白质的2倍以上。

因为脂肪是人体进行生命活动的主要来源之一，以前人们传统观念认为，脂肪摄取越多越好，但是近几年研究发现，脂肪并不是进食越多越好，尤其是高血脂患者，更应该控制脂肪的摄取量，原因有以下几点：

影响蛋白质及碳水化合物的摄入量。脂肪摄入增多，必然减少蛋白质及碳水化合物的摄取，而脂肪转化为糖的比例低，所以易发生低血糖。

脂肪的摄入量与动脉粥样硬化的发生发展有着密

切关系。由此看来，高血脂患者必须控制脂肪的摄入量，尤其肥胖的高血脂患者更应严格限制，每日总量不得超过 40 克（包括主食与副食中所含的脂肪）。消瘦患者，由于碳水化合物限量，热量供应受到影响，可以适当增加脂肪摄入量，一般可控制在每日 50 克左右。一般糖尿病患者，每日脂肪摄入量可占总摄入量的 20% ~30%，即每日 40~60 克，而且最好增大植物脂肪的比例。

对高血脂患者来说，脂肪过多并不是一件好事，高血脂患者应减少脂肪的摄入，一般不宜超过每日每千克体重 1 克。但是，这并不是说脂肪摄入越少越好，因为：

脂肪是人体结构的重要材料。体内脂肪组织有保护和固定内脏器官的作用，当受到外力冲击时，脂肪起缓冲作用。

皮下脂肪可以滋润皮肤，并防止体温的过度耗散。

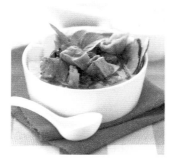

维生素 A、维生素 D、维生素 E 等的吸收，必须要有脂肪的参与。如果肠道内作为食物的脂肪太少甚至没有，会造成这些维生素吸收障

碍，导致维生素缺乏。

必需脂肪酸是细胞的重要成分，缺乏时可影响细胞的更新。

脂肪中的胆固醇在人体也有不可缺少的功能。

脂肪作为机体的能量贮备，分解时产生的热量大，是某些情况下人体不可缺少的能量来源。

脂肪还能改善食物的味道，增加饱腹感，减少食量。

因此，高血脂患者要少吃脂肪，但是不是说越少越好，而应该是摄取一定量的脂肪，一般脂肪的日摄入量应占总热量20%~35%，有时候甚至更低，若按千克体重计算，不宜超过1克/千克。因为如果摄取的脂肪量过多，进入体内脂肪就会过多，脂肪在体内沉积，导致血液中的胆固醇与脂肪的含量过多，从而产生高血脂，也会引发中风、心血管疾病以及动脉粥样硬化等疾病，对人体的健康与生命造成极大威胁。而伴有肥胖症的高血脂患者就更应该严格限制脂肪的摄入，每日不宜超过40克。消瘦患者由于碳水化合物限量，热量来源不足，可相应提高脂肪摄入量。脂肪日用量100克为高脂肪饮食，50克为低脂肪饮食。为预防动脉硬化，最好选用植物油，忌用胆固醇高的动物脂肪。

蛋白质

蛋白质可分为动物性蛋白质和植物性蛋白质两

种。动物性蛋白质是指肉类、蛋类、鱼类或这些食物的加工食品中所含的蛋白质，植物性蛋白质则指豆类等植物及其加工食品中所含的蛋白质。蛋白质对于人体非常重要。这是因为：

蛋白质是人体细胞、各组织的重要组成成分，对人体的生长发育、组织的修复、细胞的更新等，都起着极为重要的作用。

蛋白质是人体内酶、激素、抗体的重要原料。如果没有充足的蛋白质，各种酶、激素、抗体不能合成，会导致人体机能及代谢紊乱，如胰岛素就是由蛋白质构成的。

通过葡萄糖的异生作用，58%的蛋白质可以转化为糖。但这不是蛋白质的主要功能。

参与蛋白质生物合成的 20 种氨基酸，大部分人体可以自身合成。但其中有 8 种必需氨基酸人体不能自身合成，必须从食物蛋白质中获得。这 8 种氨基酸是赖氨酸、色氨酸、苯丙氨酸、亮氨酸、异亮氨酸、苏氨酸、蛋氨酸、缬氨酸。

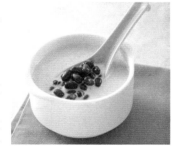

高血脂患者的饮食，我们强调要尽量

多吃植物性蛋白质。一般高血脂患者每日每千克体重应摄入蛋白质 1 克，但是病情控制不好或消瘦者，可将每日摄入的蛋白质增至 1.2~1.5 克；如果患者的体重为 60 千克，那么每日需摄取 60 克蛋白质或 70~90 克蛋白质，这些蛋白质中，1/3 应该来自优质蛋白，如牛乳、鸡蛋、猪的精瘦肉、各种大豆等。高血脂患者如果为儿童，那么蛋白质的需要量就应该这样计算：每千克体重为 2~3 克，妊娠 4 个月后的高血脂孕妇患者，每日摄入的蛋白质应比普通高血脂患者增加15~25 克。

糖类

糖类是人体主要能源物质，糖可分为三类，即单糖、双糖、多糖。

单糖的特点为甜度大，吸收速度快，食后迅速由消化道吸收进入血液，包括葡萄糖、果糖和半乳糖。

双糖由一分子的葡萄糖与另一分子的单糖组成，食后也很快进入血液，如蔗糖、麦芽糖等。

高血脂病人如果进食过多的糖类，除了保证人体生命活动必需的糖类外，剩余过多的糖类，就会储存在体内，沉积起来，变为脂肪，使得人体变得肥胖，而肥胖又恰恰是高血脂最忌讳的，很多高血脂病都是由于身体太肥胖而导致的，因此高血脂患者应当严格控制糖分的摄取。

但是食物中还有一种多糖叫食物纤维。研究发现经常吃含较多食物纤维膳食的高血脂患者，身体内胆固醇与脂肪的水平低于不食用食物纤维的人，这是因为食物纤维能促进体内胆固醇与脂肪的消化，将胆固醇与脂肪排出体外，从而降低了体内胆固醇与脂肪的沉积量。

食物纤维虽属于多糖，但它不能供给人体热能，却起着其他糖类所不具备的作用；进食含食物纤维较多的食物，需较长时间的咀嚼，可以延缓胃的排空，增加饱腹感，减少摄入量；食物纤维可抑制胰岛素的释放，促进胆固醇从体内较快排出；食物纤维的亲水性可使粪便软化，便于排空，能预防便秘、阑尾炎、溃疡性结肠炎、痔疮及结肠癌；有的食物纤维如燕麦麸，能降低淀粉酶的活性，从而延缓糖的吸收速度；食物纤维对糖尿病的合并症，如动脉粥样硬化性病变引起的缺血性心脏病、肠功能紊乱、高脂血症、中风等，有一定作用。

因此，高血脂患者在饮食过程中应多选用一些富含食物纤维的食物，对改善病情十分有益。食物纤维每日摄入量应不低于 25 克。

攻略 2 了解能有效降低血脂的 7 种微量元素

高血脂患者除了需要合理进食三大营养物质外，还应当进食一些对于身体有益的微量元素，很多的微量元素不仅是身体生长、发育、活动所必不可少的，而且也能够帮助预防和治疗高脂血症。

 TOP 01 >> 烟碱酸 ◎强健肠胃，增强能量吸收，合成并修复细胞内 DNA

- **功能** 抑制胆固醇和甘油三酯，降低血压，消除口臭，治疗口角发炎、晕眩和耳鸣。

- **作用** 协助人体主要的 6 种荷尔蒙的合成，协助神经系统运作，促进脂蛋白的代谢，减少低密度脂蛋白的同时增加高密度脂蛋白，改善血脂状态，加速胆固醇的排出。烟碱酸能够降低胆固醇及甘油三酯，促进血液循环，使血压下降，保护心脑血管，同时促进消化系统的健康，减轻胃肠障碍，使人体能够充分地利用食物来增加能量。

- **食物来源** 肝脏、瘦肉、全麦食物、啤酒、干酵母、口蘑、香菇、干果、核桃、梅子、酵母、猪腰、小麦胚芽、鱼。

- **每日建议摄取量** 10 ~ 15 毫克。
- **缺乏时的症状** 头痛，全身无力，皮肤粗糙，对光线敏感，健忘烦躁，体重减轻，严重时可造成精神障碍、痴呆甚至死亡。
- **营养小叮咛** 有肝病、肝功能受损或肠胃问题者，不宜服用。烟碱酸不宜补充过量，稍微过量就会导致脸部和肩膀皮肤潮红、头痛、瘙痒、胃病。

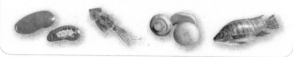

TOP 02 >> 维生素 E   ◎血管清道夫，提高人体免疫力

- **功能** 防止动脉硬化，抗衰老，美白，保湿，预防不孕、早产，改善男女性生殖问题。
- **作用** 促进胆固醇代谢，稳定血脂。维生素 E 可促进脂质分解、代谢的活性，有助于胆固醇的转运与排泄，使血脂控制稳定，能够净化血液，降低血液中的低密度脂蛋白的浓度，防治血管硬化。对抗脂质氧化，预防动脉硬化。维生素 E 可加强抗氧化能力，减少巨噬细胞的产生，巨噬细胞正是形成斑块、造成血管硬化、病变的元凶。抗凝血，保护血管内皮细胞。维生素 E 具有扩张血管及抗凝血作用，可防止血液凝固，同时保护血管内皮细胞的完整性，避免游离脂肪及胆固醇在伤口沉积，同样具有预防动脉粥样硬化形成的功用。维生素E有很强的抗氧化作用，能够清除自由基，延缓细胞衰老，滋润皮肤，消除色斑，保持青春光彩。维生素E能够增强肝脏的解毒能力，保护机体，缓解疲劳。

●**食物来源**　未精制过的植物油、小麦胚芽、胚芽米、鲜酵母、蛋黄、肉、奶、蛋、绿色蔬菜、坚果、干果。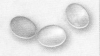

●**每日建议摄取量**　成年男性每日12毫克，女性10毫克。

●**缺乏时的症状**　溶血、细微的贫血，神经、肌肉功能损伤及营养不良、不孕等症状。

●**营养小叮咛**　每天补充1~2次，维生素E多含于植物油中，生吃最能有效摄取；不可与阿司匹林等抗凝血剂同服，长期服用会造成心力衰竭；维生素E本身没有毒性，但是服用太多会耗尽储存在体内的维生素A的含量。

TOP 03 锌 ◎合成体内 DNA、RNA 及蛋白质，构成身体组织及体液的必需元素

- **功能** 促进骨骼成长，预防骨质疏松症，稳定血糖，帮助胆固醇下降，加速伤口复原，增强免疫力，促进男性性功能。

- **作用** 加速全身皮肤、毛发、指甲及口腔黏膜等组织伤口的愈合，关系到人体生长及性器官发育成熟。

- **食物来源** 五谷类、种子类、核果类、豆类、乳制品、牡蛎、肝脏、牛肉、蟹。

- **每日建议摄取量** 12 ～ 15 毫克。

- **缺乏时的症状** 食欲不振、生长缓慢。

TOP 04 钒 ◎钒能够促进造血，减少血糖和血脂

- **功能** 代谢胆固醇，保护心血管，增强造血功能，降低血糖、血压，降低尿酸，改善痛风，调节肾功能，改善生殖系统障碍，控制体重，改善肥胖。

- **作用** 促进脂质代谢，抑制胆固醇合成，防止血管中胆固醇的沉积。降低肝脏内磷脂和胆固醇的含量。

- **食物来源** 五谷类、蔬菜、鱼类、坚果、黄豆油、橄榄油。

- **每日建议摄取量** 约 0.2 毫克。

- **缺乏时的症状** 生长迟缓、生殖功能障碍。

TOP 05 维生素 B₂ ◎加速脂肪排出，阻断胆固醇来源

●**功能** 帮助减重，保健肌肤，保护视力，预防白内障，缓解下痢、消化不良、阴部瘙痒等不适。

●**作用** 维生素 B₂ 素有 "皮肤的维生素" 之称，可有效促进身体机能及细胞的新生，使皮肤黏膜及毛发健康生长，因此可解决面疱、粉刺等问题。参与机体内三大生热营养素的代谢过程，与热能代谢直接相关，能促进机体发育和细胞的再生，促进皮肤、指甲、毛发的健康生长。

●**食物来源** 绿色蔬菜、五谷杂粮、牛奶及乳制品、肝脏、坚果类、豆类如酵母、黄鳝、麦片、香菇、猪腰、蛋等。

●**每日建议摄取量** 约 1.6 毫克。

●**缺乏时的症状** 皮肤过敏发炎，眼睛无光，白内障，头晕，消化不良，口角炎、舌炎。

●**营养小叮咛** 由于维生素 B₂ 多余部分不会蓄积在体内，所以需要每日补充，摄取高热量食物时，应该增加摄入量。但是维生素 B₂ 也不宜摄取过量，否则会出现瘙痒、麻痹、刺痛、灼热等症状。

必需脂肪酸

◎不饱和脂肪酸，人体无法自行合成但又必需

●**功能** 消耗脂肪，降低胆固醇，抗衰老，增强记忆。

●**作用** 防止动脉中胆固醇的沉积，辅助治疗心脏病；促进脂肪分解消耗，同时防治脂肪蓄积，减少患高血脂的概率；帮助腺体发挥作用，使钙能够被细胞吸收利用；有助于皮肤和毛发的健康生长，对治疗痤疮有特效；能够促进人体早期生长发育，防治动脉硬化，促进血液凝结，保持血压正常，在一定程度上防止 X 射线的有害影响。

●**食物来源** 坚果（巴西胡桃和腰果除外）、新鲜肉类、植物油（玉米油、橄榄油、葵花子油、大豆油、花生油）、大部分鱼类、蛋黄、奶酪、牛奶等。

 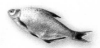

●**每日建议摄取量** 在摄取的全部热量中，至少应该有 1% 的必需脂肪酸，如果摄取了大量的碳水化合物，则需要更多。不饱和脂肪酸能够帮助饱和脂肪酸转化，两者的适当比例是 2：1。

●**缺乏时的症状** 皮肤干燥、指甲病、消瘦、过敏症、痤疮、胆结石、失忆症、脱发、湿疹、冠心病、糖尿病及高血脂等。

TOP 07 >> β-胡萝卜素 ◎增强免疫力、降低体内胆固醇水平

●**功能** 防癌抗癌，降低血糖，对抗紫外线伤害，延缓衰老，防止白内障，保护视力，保护气管，预防感冒、心血管疾病，维持皮肤弹性。

●**作用** 防止低密度脂蛋白氧化，β-胡萝卜素可抑制动脉中的低密度脂蛋白受到自由基攻击，产生氧化而沉积血管，造成动脉狭窄。保护血管内皮层的完整，β-胡萝卜素的高抗氧化功效，可帮助血管内皮组织的修复，使脂质不易附着及渗入，避免斑块及血管病变的产生。β-胡萝卜素能够增强人体的免疫功能，减少细胞病变，并且预防各种癌症发生。

●**食物来源** 番薯、香瓜、南瓜、胡萝卜、绿色蔬菜。

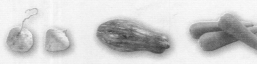

●**每日建议摄取量** 6毫克。

●**缺乏时的症状** 癌症、心血管疾病、免疫力下降、慢性退化性疾病的患病率上升。

●**营养小叮咛** 胡萝卜素是脂溶性维生素，和油脂一起摄取才能正常发挥功能。烹煮时可适当用油炒，或加牛奶混打成汁。

第二章

关于高血脂食疗的 10个问题

对于高血脂患者而言，哪些食物可以吃？哪些食物不可以吃？吃什么样的食物比较好？用哪种烹调油？很多的疑问，都需要有专业科学的解答。

为什么要饮食平衡

高血脂一般是饮食不当引起的，出于对不同营养成分的需要，要求高血脂患者必须做到平衡饮食。

平衡饮食不仅对于预防高脂血症很重要，而且对人体的整个健康都是至关重要，必须坚持实施。

这是由于人体生命活动所需要的健康与能量都依靠每日从外界获取的营养物质，而这些营养物质

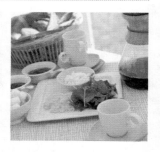

几乎都来自我们每天的饮食，而人体中所需要的营养物质成分是多种多样的，每一种成分都有它独特的功能与作用，不可缺少，不可偏颇，必须达到平衡的分配，才能够使人体处于健康状态。因此我们在饮食中所摄取的食物也就相应的必须多种多样而且搭配平衡，即做到平衡饮食。

所谓平衡饮食是指饮食中各种营养素，包括蛋白质、脂肪、碳水化合物、矿物质和维生素等，要种类齐全，数量充足，比例适当。任何一种过多或过少都会给健康带来危害。

我们可以将日常生活中的食物分为四大类，分别是主食类、蛋白类、蔬菜水果类、油脂类。

1. 主食类

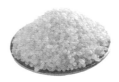

我国一般主食为谷物，是热能的主要来源，应占食物热能的60%左右。由于各种谷物中所含营养成分不尽相同，而且经过精加工的食物虽然口味较好，但营养素损失很多，因而对于粮食的摄入原则应该是粗细搭配，并尽可能吃新鲜粮食。每天进食量的多少可根据活动量而有所不同。一般以400~600克为宜。其余热能由鱼、肉、蛋、奶等副食品提供。但总热能不能超过标准，否则会引起体重超重。

2. 蔬菜、水果类

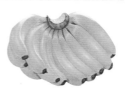

蔬菜和水果可以提供人体所需的维生素、矿物质、微量元素和纤维素。新鲜蔬菜含有大量人体必需的营养成分，但各种蔬菜的成分及其含量各有不同，所以要经常换吃不同菜或集中将菜配在一起吃，可以使营养素相互补充。

水果含有丰富的有机酸和各种蛋白酶类，有助于消化。其中所含的果胶、纤维素等还可促进肠蠕动，减少人体对于胆固醇的吸收，有降胆固醇的作用。正常人每天摄入的新鲜蔬菜量应大于 400 克，水果摄入量应大于 200 克。水果一般在饭前吃或是饭后 1 小时左右吃比较适宜。

3. 蛋白类

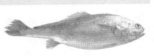

鱼、瘦肉、蛋、乳制品、豆制品都含有丰富的蛋白质。在选择时不仅要看食物中蛋白质含量的高低，更重要的是看哪种食物的营养容易被人体消化吸收和利用。蛋、奶类不仅蛋白质含量高而且非常容易被消化吸收，是很好的蛋白质来源。但是蛋、奶不能代替肉类，动物肌肉中的血红蛋白型铁更容易被人体吸收利用，吃瘦肉补铁是最有效的。豆类含有丰富的蛋白质，其蛋白质的氨基酸比例接近人体需要，而且豆类还含有不饱和脂肪酸，对降低血脂有一定作用。总的来说，蛋白质的来源应该十分广泛，膳食均衡不可偏食。

蛋白质是人体必需的营养素，但也不可食之过量。营养学家建议，正常人每日应摄入 50~100 克禽畜瘦肉或鱼肉、50~100 克豆制品、1~2 个鸡蛋及 1 杯牛奶。

4. 油脂类

有人认为油脂中脂肪、胆固醇含量高，吃了容易得动脉硬化、冠心病，而害怕吃油脂类的食物。这是不对的。油脂有很多重要的生理功能。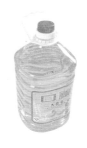
如给机体提供热能，促进脂溶性维生
素的吸收，提供不饱和脂肪酸等。不
饱和脂肪酸对改善血脂构成、防止动
脉硬化有益。植物油中不饱和脂肪酸
含量较高，所以要适当多吃植物油，
少吃动物油。油脂每天摄入量按每千
克体重1克为宜，其中 25 克为烹调油。

　　总之要保持身体健康就要做到平衡饮食，而要做
到平衡饮食就要充分摄入各种新鲜食品。

 # 哪些烹调方法适用于高血脂病人

问题 2

　　高血脂患者饮食的烹调方法有别于身体健康的人，
正确的烹调方法配以合适的食材才能够起到饮食调节
的作用。

　　合理的烹调方法使人觉得进食是一种享受。但烹
调方法不当会使食物中某些营养素遭到破坏。合理烹
调是保证膳食质量和营养水平的重要环节之一。在烹
调时，应尽量设法保存食物中原有的营养素，避免被
破坏。高血脂患者掌握正确的烹调方法应该从以下五
个方面入手。

1. 煮

煮一般用于体积较小容易熟的食材，将食物放入锅里。用大火先煮开再转为小火，食物的营养物质与有效成分能够很好地保留在汤汁中，味道清淡鲜美。

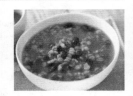

2. 蒸

将食物包好材料后，隔水煮熟，可以加些汤汁在食物中，也可以不加，因人而异。蒸出的东西原汁原味，是保健食疗里最常用的一种方法。

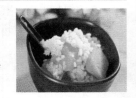

3. 凉拌

凉拌是生食或近于生食的一种方法。一般将食物洗净切出形状，用开水烫过后凉拌。鲜嫩爽口，清香生脆。

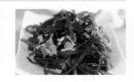

4. 炖

锅里放入适量的清水，将食物洗净切块与调料一起倒入锅中，大火烧开转小火炖到食

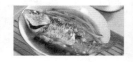

物熟烂，炖出的食物原汁原味，质地熟软。

5. 熬

熬是在煮的基础上将食物烧成汤汁，比炖的时间还要长，适合老年人、身体瘦弱的人食用。

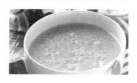

问题
3
为什么要多吃绿色蔬菜

> 很多高血脂病人都喜欢吃肉而不喜欢吃蔬菜，其实应该多吃蔬菜，尤其是绿色蔬菜，补充体内所需的纤维素。

高血脂病人在日常饮食中应该尽量多选用蔬菜，并且以绿色蔬菜为佳。这是由于蔬菜中含有人体所需的矿物质、维生素以及纤维素等营养成分，这些营养成分对于防治高血脂很有效果。

蔬菜中含有大量的矿物质如钙、磷、钾、镁和微量元素如铁、铜、碘、铝、锌、氟，并且以绿叶蔬菜含量最为丰富。而钙在苋菜、荠菜和金针菜中含量最高。蔬菜中的钾、镁含量也很丰富，其中不少比水果中的含量还要高。如果每天能吃上 500 克蔬菜，那么其中的钾、镁等多种元素基本上可以满足人体的需要。

蔬菜富含维生素 C 和胡萝卜素，维生素 C 能够降低胆固醇，保护动脉壁，由于有高血脂患者常常要求忌食动物性食物而导致维生素 A 的缺失，而绿色蔬菜中的胡萝卜素则可以补充。

蔬菜中的纤维素能够增加饱腹感，起到较好的节食减肥作用，同时能够推动粪便和肠内积物蠕动，增加肠液以泄积通便，清洁肠道，促进脂质代谢，从而起到降压降脂作用。

所以高血脂患者应该在饮食中涉及大量的绿色蔬菜，来降低胆固醇与血脂。

问题 4　老年人为什么不能吃甜食

糖虽然是人体不可缺少的营养素，但不可以多吃，尤其是心血管病人或老年人要严格控制糖分的摄入，少食甜食。

我们常常会听到大人对儿童说"不要吃糖，不要吃太多甜食，不然牙齿会吃坏的"，而老年人也和儿童一样不能够吃甜食吗？老年人可以吃甜食，但是一定不能够过多食用。

众所周知，糖、脂肪和蛋白质是人体不可缺少的三大营养素，人体所需热量的 50% 以上是由碳水化合物提供的。糖虽然是人体不可缺少的营养素，但不可以多吃，尤其是心血管病人或老年人不宜多吃。

我们平日里食用的米面等食物含有大量的淀粉，而淀粉经消化以后即可转化为人体需要的葡萄糖，所以通过正常饮食摄入的碳水化合物已足够人体代谢的需要，如果过量地摄入糖会在体内转化成过剩的脂类，造成体脂过多和血脂升高，并进一步引起动脉粥样硬化、冠心病及脑血栓等。老年人的骨质缺钙，过量的糖容易引发老年人的骨质疏松，而且老年人的胰腺功能降低，糖过量就会使血糖升高，容易诱发糖尿病甚至加重脂肪代谢紊乱和动脉粥样硬化，因此老年人要严格控制糖分的摄入，少食甜食。

 问题 5　胆固醇过高，饮食有什么讲究

> 胆固醇过高的人，并不是想吃什么就能够吃什么的，而应该根据自己的病情来选择适宜的食材。

胆固醇过高的人在选择食物时一定要保持这样的原则——四低一高。即低热量、低脂肪、低胆固醇、低糖及高纤维。

人体内胆固醇的来源有两种，一种是在肝脏合成的胆固醇，另一种就是从食物中摄取的胆固醇。要维持体内胆固醇的代谢平衡，首先要适当地控制饮食，选择低热量、低脂肪、低胆固醇的食物，就从很大程度上减少了饮食中对于胆固醇的摄入。而选择高纤维的食物，是因为纤维素可以刺激胆汁的排出，加强胆固醇的代谢，将体内胆固醇排出体外。节源和开流两手抓，内外结合降低胆固醇。

1. 应该少吃的食物

高胆固醇食物：动物肝脏、蟹黄、鱼卵、蛋黄。

高油脂的食物：油腻、油炸的食物都要少吃，尽量选择去脂的肉类。

精制糖类食物：糖果、含糖饮料、蛋糕西点。

2. 可以多吃的食物

富含纤维素的食物：蔬菜、五谷类、水果、海藻、菇菌类以及未经加工的豆类。

有助抗氧化的食物：蓝莓、草莓、西瓜、坚果、新鲜蔬菜。

问题 6　为何吃鸡蛋会升高胆固醇

蛋黄里含有较多的胆固醇，所以很多人都不敢吃鸡蛋，其实这是个错误的观念。

很多人怕吃鸡蛋升高胆固醇，不敢吃鸡蛋，尤其不敢吃蛋黄，因为蛋黄里面含有的胆固醇比较高。其

实这样的担心并不完全
正确。

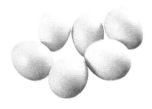

　　蛋黄中除了含有胆
固醇外，还含有卵磷脂，
而卵磷脂可以将血浆中
的脂肪和胆固醇颗粒乳
化变小，促进脂类代谢，将血浆中的胆固醇水平降低。

　　有实验证明，胆固醇的升高与吃鸡蛋无关，但是
也不能因为没有多大关系就一次性吃很多鸡蛋，过多
的脂肪消化不了，自然会储存在体内，胆固醇、血脂
自然也会升高。可见，还是要有一定限度，一般认为，
每天吃一个鸡蛋，对高血脂病人而言是安全的。

问题 7　吃海鲜会引起血脂升高吗

　　要不要吃海鲜成为高血脂患者的疑虑。营养专家分
析，高血脂患者不仅可以吃海鲜，而且适当吃海鲜还对
身体有益。

　　很多人认为海鲜胆固醇含量高，所以不敢吃海鲜，
其实这种想法并不正确，食物中胆固醇高并不意味着
一定引发血中胆固醇升高。专业营养师在分析食物对
人体胆固醇的影响时，并不只是单纯地考虑胆固醇的

含量，而是将食物中胆固醇与饱和脂肪一起来考查，而虾贝等海鲜的胆固醇含量虽然高，可是饱和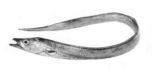
脂肪酸的含量很低，其余的大部分不饱和脂肪酸有利于心血管，也就是说，适量地吃一些虾贝类海鲜反而有利于身体健康。

问题 8 高血脂患者吃瘦肉好不好

> 瘦肉中的脂肪含量不低，且含有大量的蛋氨酸，能够导致动脉粥样硬化，所以高血脂患者不宜只吃瘦肉。

很多人认为肥肉中含有大量的饱和脂肪酸，常吃肥肉会使人发胖，血清胆固醇升高，得高血脂病。

但是研究发现，只吃瘦肉对人体的危害比肥肉更为严重，虽然瘦肉中饱和脂肪酸的含量低于肥肉，可是并不意味着瘦肉中都是低脂肪的。瘦肉中含有的蛋氨酸成分比较高，蛋氨酸虽然能够合成人体的一些激素维护表皮健康，但是在一些酶类的催化作用下，蛋氨酸会产生同型半胱氨酸，而同型半胱氨酸能够直接损坏动脉血管壁内的内皮细胞，促使血液中的胆固醇与甘油三酯沉积并渗入动脉血管壁内，发生动脉粥样硬化。食用瘦肉过多，发生动脉粥样硬化的危险就越大。

因此高血脂患者也不要大量吃瘦肉。

问题 9　为什么不宜吃动物肝脏

> 动物肝脏虽然是美味食品，可是动物肝脏中含有大量的脂肪和胆固醇，高血脂患者不宜进食。

动物内脏含有比较丰富的营养素，如蛋白质、维生素和微量元素，而且动物肝脏烹调后味道极佳，所以成为很多人的膳食最爱，如爆腰花、熘肥肠，但是对于高血脂病人来说多食动物肝脏很不可取。

动物肝脏除了含有较多营养素外，还含有大量的脂肪和胆固醇。以猪肉为例，不同部位的猪肉，其胆固醇和脂肪的含量各不相同。普遍来讲，猪肉越肥，其胆固醇和脂肪含量越高，例如猪肥肉的胆固醇和脂肪比里脊肉高得多，猪内脏器官的胆固醇和脂肪又比猪肉高，猪脑中脂肪比猪肉高得多。经常食用动物内脏很可能引起高脂血症，而如果本来就患有高脂血症，则更是"雪上加霜"。

因此，为了身体健康与疾病的防治，高血脂病人不宜进食动物肝脏。

问题 10 高血脂患者怎么选食用油

动物油中含有大量的饱和脂肪酸和胆固醇，而植物油中含有大量的不饱和脂肪酸，能够降低胆固醇的含量。

我们日常生活中所使用的烹调油主要来源于动物油与植物油。经常会听到这样的说法，少吃猪油，多吃豆油可以预防高血脂与冠心病。主要原因就是动物油中含有大量的饱和脂肪酸和胆固醇，植物油中含有大量的不饱和脂肪酸，其中油酸与亚油酸的含量达到了 70% 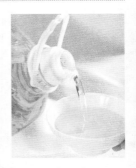 多，甚至大豆油、菜籽油、芝麻油和向日葵油含有的不饱和脂肪酸在 80% 以上。油酸与亚油酸等不饱和脂肪酸能够降低胆固醇的含量，多进食动物油就会摄入过多的饱和脂肪酸与胆固醇，使得血液中的脂肪与胆固醇水平升高，而进食植物油则可以预防高血脂与冠心病的发生。

第四章
可降脂的11种食材

　　人类可以吃的食物多种多样，无论是天上飞的，地上爬的，水里游的动物，还是各种各样的植物，人们都能够有办法将其烹调入肚。虽然有这么多吃的食材可以供选择，但是到底哪些食物对于防治高血脂有用？本章通过对大量食材的营养成分分析，挑选出适合高血脂患者食用的食材。

可降脂的谷物、豆类

薏米

富含纤维素，防治高血脂、高血压。

薏米又名薏仁、薏苡、六谷米等。薏米的营养价值极高，易于消化吸收，被誉为"世界禾本科植物之王"，日本将薏米列为防癌食品。人们不仅在饭食中使用薏米，而且将

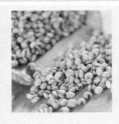

其视为名贵的中药，在药膳中广泛应用，被列为宫廷膳食之一。薏米的营养价值很高，所含蛋白质远比米、面要高。而且它还具有容易被消化吸收的特点，对减轻肠胃负担、增强体质很有好处。

降压功效

薏米的纤维素是五谷之首，而且是水溶性纤维，能够降低血中胆固醇和甘油三酯，吸附用来消化脂肪的胆盐，可以使肠道对脂肪的吸收率降低，对高血脂有防治作用。

其他功效

薏米可清热解毒，增强肾功能，对浮肿病人有效。可以促进新陈代谢，减少肠胃负担，常食

用对于慢性肠炎、消化不良有疗效。薏米中的抗癌物质"薏苡仁脂""薏苡仁内脂"等，可以辅助治疗胃癌、子宫颈癌。常食薏米可以使皮肤光滑改善肤色，薏米含有的维生素 B_1 可以防治脚气病。生薏米煮汤食用健脾益胃，炒熟的薏米可治脾虚泄泻。薏米可以用来降压、利尿、解热和驱蚊虫。适用于高血压、尿路结石、尿路感染、蛔虫病等症。

营养师健康提示

便秘、尿多者及孕早期妇女禁用，消化功能较弱的小孩和老弱病患者禁用。用于清热利尿必须以生薏米煮汤食用，用于健脾益胃、治脾虚泄泻则必须炒熟食用。

选购

薏米以粒大完整、结实及粉屑少，且带有清新气息者为佳。

适用量

每餐 50~100 克。

保存

装于有盖密封容器内，置于阴凉、通风、干燥处保存。

总热量

357 千卡（每 100 克可食用部分）。

薏米营养成分 （每 100 克可食用部分）

名称	含量	名称	含量
脂肪	3.3 克	胆固醇	–
碳水化合物	71.1 克	钙	42.0 毫克
蛋白质	12.8 克	锌	1.68 毫克
维生素 A	–	锰	1.37 毫克
维生素 C	–	磷	217.0 毫克
维生素 E	2.08 毫克	硒	3.07 微克
烟酸	2.0 毫克	镁	88.0 毫克
纤维素	2.0 克	铁	3.6 毫克
硫胺素	0.22 毫克	铜	0.29 毫克
胡萝卜素	–	钾	238.0 毫克
核黄素	0.15 毫克	钠	3.6 毫克

可降脂的谷物、豆类

绿豆

清热降火，降低血脂，保护心脏，防治冠心病。

绿豆又叫青小豆、青豆子、交豆，原产于我国、印度、缅甸，有 2000 多年的栽培史，现在主要产于四川、河南、河北、山东、安徽等。是传统豆类食物，秋季成熟上市。绿豆不仅有很好的食用价值，而且有

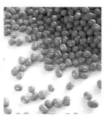

很好的药用价值，绿豆所含有的蛋白质是粳米的 3 倍，多种维生素、钙、磷、铁等矿物质含量也比粳米多，被称为"济世之良谷"。

降压功效

绿豆中的多糖成分能够增强血清蛋白酶的活性，降低血清胆固醇、甘油三酯，保护心脏，防治动脉粥样硬化，减少心脑血管病变。

其他功效

绿豆能解毒。有机磷农药、铅、酒精中毒或吃错药时，可先灌一碗绿豆汤进行紧急处理。绿豆还能防止酸中毒、促进生发、构成组织，使骨骼和牙齿坚硬、帮助血液凝固等作用。

绿豆不仅营养丰富，而且还是夏日解暑的佳品。中医认为，绿豆性味甘、凉，入心、胃经，有清热解暑、利尿通淋之功，适用于热病烦渴，为夏日解暑除烦、清热生津之佳品。

绿豆是高钾低钠食品，能够降低血压和维持血压的稳定，可防治高血压。绿豆淀粉中含有相当数量的低聚糖，这些低聚糖，由于人体胃肠道没有相应的水解酶系统而很难被消化吸收，所以绿豆提供的能量值比其他谷物低，对于糖尿病患者只有辅助治疗的作用；可以改善肠道菌群，减少对有害物质的吸收，甚至可以预防某些癌症。

营养师健康提示

绿豆不能够与鲤鱼、狗肉同食。因为煮烂的绿豆腥味重，食后易恶心、呕吐。

绿豆性凉，脾胃虚弱，容易腹胀腹泻的人不宜多吃。绿豆不宜煮得过烂，否则会破坏其中的有机酸和维生素，使清热解毒的功效降低。但未煮烂的绿豆腥味强烈，吃后易使人恶心、呕吐，因此，烹调时应注意火候。

服药特别是服温补药时不要吃绿豆食品。经常在有毒环境中工作或接触有毒物质的人应常食。

适用量

每日 50~100 克。

总热量

316 千卡（每 100 克可食用部分）。

绿豆营养成分 （每 100 克可食用部分）

名称	含量	名称	含量
蛋白质	21.6 克	维生素 E	10.95 毫克
脂肪	0.8 克	钙	81 毫克
碳水化合物	62 克	磷	337 毫克
胆固醇	–	钾	787 毫克
膳食纤维	6.4 克	钠	3.2 毫克
维生素 A	22 微克	镁	4.28 毫克
胡萝卜素	130 微克	铁	6.5 毫克
维生素 B$_1$	0.25 毫克	锌	2.18 毫克
维生素 B$_2$	0.11 毫克	硒	4.28 微克
烟酸	2 微克	铜	1.08 毫克
维生素 C	–	锰	1.11 毫克

可降脂的蔬菜类

冬瓜

祛除体内多余脂肪，减肥减重，预防动脉硬化。

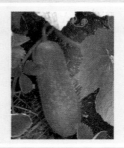

冬瓜又称白瓜、枕瓜、水芝，产生于夏季，由于成熟后表面有一层白粉状物质，犹如冬天的白霜，所以称为"冬瓜"。它的肉质清凉，不含脂肪，碳水化合物含量少，故热值低，属于清淡性食物，是夏季极佳的消暑蔬菜。

降压功效

冬瓜本身不含有脂肪，冬瓜里的丙醇二酸能够抑制糖类转化为脂肪，烟酸能够降低血中胆固醇的含量。冬瓜含多种维生素和人体必需的微量元素，可调节代谢平衡，令皮肤光滑。冬瓜性寒，能养胃生津，清降胃火，促使体内淀粉和糖类转化为热能，去除脂肪和水分，是肥胖者的理想蔬菜。

其他功效

冬瓜含有丙醇二酸，它是一种能抑制糖类转化为脂肪的化合物，可预防人体内的脂肪堆积，具有减肥、降脂的功效，尤其适合糖尿病、肾病、高血压、冠心病患者食用。

冬瓜子中含有脲酶、组胺酸等成分，也有葫芦巴碱，可有效地预防哮喘的发生。《本草纲目》中记载，冬瓜可"去肿、定喘、止咳、化痰、除烦"。

夏天多食冬瓜能够解渴消暑、利尿，免生疔疮。冬瓜含有多种维生素和人体必需的微量元素，可调节代谢平衡，令肌肤洁白如玉，润泽光滑。

冬瓜属于高钾低钠食物，吃冬瓜能够利尿，从而有利于降低体重，降低血压。冬瓜不含脂肪，肥胖者常食冬瓜能够瘦身健体，经常食用冬瓜对高血压、肾炎水肿、动脉粥样硬化等有辅助治疗作用。

营养师健康提示

冬瓜特别适合患有肾脏病、糖尿病、高血压、高血脂、冠心病的人食用。

由于冬瓜性寒，久病、胃寒者、阴虚火旺者忌食，服用滋补药品时忌食。

冬瓜连皮一起煮汤，解热利尿的效果更好。

选购

选购冬瓜时用手指甲掐一下，以皮较硬、肉质致密者为佳。切开的冬瓜，以种子已成熟且变成黄褐色者为佳。

市场上的冬瓜有黑皮、绿皮和白皮三种，黑皮冬瓜肉厚，肉质致密，品质最好，所以购买时要选用黑皮冬瓜。

适用量

高血脂患者建议每日进食 300 克。

总热量

7 千卡（每 100 克可食用部分）。

冬瓜营养成分 （每 100 克可食用部分）

名称	含量	名称	含量
脂肪	0.2 克	胆固醇	-
蛋白质	0.4 克	钙	19.0 毫克
碳水化合物	2.6 克	锌	0.07 毫克
维生素 A	13.0 微克	锰	0.03 毫克
维生素 C	18.0 毫克	磷	12.0 毫克
维生素 E	0.08 毫克	硒	0.22 微克
硫胺素	0.01 毫克	镁	8.0 毫克
烟酸	0.3 毫克	铁	0.2 毫克
纤维素	0.7 克	铜	0.07 毫克
胡萝卜素	80.0 微克	钾	78.0 毫克
核黄素	0.01 毫克	钠	1.8 毫克

此外，冬瓜中还含有葫芦巴碱和丙醇二酸等有机物。

可降脂的蔬菜类

红薯

降低胆固醇，消脂减肥，延缓衰老。

红薯又称白薯、山芋、红苕、番薯、地瓜，味道甜美，可供给大量热量，部分地区以其为主食。原产于南美洲，我国很早就有栽培。以块根供食，光滑鲜脆，有圆、长、锤等形状。富含碳水化合物，膳食纤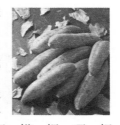维、胡萝卜素、维生素以及钾、镁、铜、硒、钙等 10 余种元素。其中维生素 B_1、维生素 B_2 的含量分别比大米高 6 倍和 3 倍。特别是红薯中含有丰富的赖氨酸，而大米、面粉恰恰缺乏赖氨酸。营养丰富，又易于消化，被称为"长寿食品"。

降压功效

红薯富含膳食纤维，可防止便秘，能够阻止糖分转化为脂肪，是理想的减肥食品。红薯能够预防心血管系统的脂质沉积，预防动脉粥样硬化，减少皮下脂肪，防治过度肥胖，预防高血脂。红薯含有大量的胶原纤维素，纤维素与胆汁结合，能够抑制胆汁在小肠的吸收，而胆汁对胆固醇有消化作用，所以，适量吃红薯可有效降低血液胆固醇。

其他功效

红薯中的膳食纤维能够治疗痔疮和肛裂，红薯能够延缓衰老，预防骨质疏松症的发生，增强人体对于疾病的抵抗能力。

红薯富含钾、胡萝卜素、叶酸、维生素 C 和维生素 B_2，这 5 种成分均有助于预防心血管疾病的发生。

适量食用红薯能够预防心血管系统的脂质沉积，预防动脉粥样硬化，使皮下脂肪减少，避免出现过度肥胖，降低血压，延缓衰老，缓解疲劳，使人精力充沛。

营养师健康提示

凉红薯不宜食用，会导致胃腹不适。红薯制成的粉条不宜食用过多，否则大量铝元素沉积在体内，不利于健康。烂的红薯和发芽的红薯有毒。

红薯在胃中产酸，所以胃溃疡及胃酸过多的患者不宜食用。

红薯忌同柿子一起吃，以防胃柿石症。食用红薯一定要蒸熟煮透。因为红薯中淀粉的细胞膜不经高温破坏，难以消化。再者，红薯中的气化酶不经高温破坏，吃后会产生不适感。另外，食用红薯过量或不合理时，会引起腹胀、烧心、泛酸、胃疼等。所以食用不宜过量。中医诊断的湿阻脾胃、气滞食积者应慎食。

选购

以外皮完整结实，表皮少皱纹且无斑点、无腐烂者为佳。

适用量

进食 50 克的红薯就要减少相应的主食。红薯所含的热量为米、面的 1/3，因此，也可以用红薯代替主食来吃。

总热量

99 千卡（每 100 克可食用部分）。

红薯营养成分（每 100 克可食用部分）

名称	含量	名称	含量
脂肪	0.2 克	膳食纤维	1.6 克
蛋白质	1.1 克	钙	23 毫克
碳水化合物	23.1 克	铁	0.5 毫克
维生素 A	125 微克	锰	0.11 毫克
维生素 B_1	0.04 毫克	锌	0.15 毫克
维生素 B_2	0.04 毫克	铜	0.18 毫克
维生素 C	26 毫克	磷	39 毫克
维生素 E	0.28 毫克	硒	0.48 微克
烟酸	0.6 毫克		

可降脂的蔬菜类

土豆

通便减肥，降低体内胆固醇。

土豆学名马铃薯，又称为洋芋，既可以用作蔬菜也可以当作粮食。土豆与稻、麦、玉米、高粱一起称为全球五大农作物。土豆在欧洲被称为"第二面包"，在法国被称为"地下苹果"，很多地区都把土豆作为主食，土 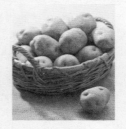 豆加工食物，风味独特，受到人们的普遍喜爱。土豆原产于南美洲的智利、秘鲁，古时候，土豆是印第安人的主食，后来传入欧洲，在300年前传入中国。土豆按季节分有春种土豆与秋种土豆两种，春种土豆肉质细嫩，秋种土豆含淀粉量高。按地区分，南方产的质地细密有韧性，北方产的个大质松，适宜加工成淀粉。

降压功效

土豆在欧洲有"第二面包"之称，土豆是欧洲人主要食物之一，因为是低热能、高蛋白、多维生素和微量元素食品，是减肥的理想食物。所含有的膳食纤维可以促进胃肠蠕动，对于胆固醇的代谢起到加速作用，可以用来治疗习惯性便秘，预防体内血胆固醇增高，对于消化不良有特效。

土豆富含粗纤维，可促进肠胃蠕动和加速胆固醇在肠道内代谢的功效，具有通便和降低胆固醇的作用，可以治疗习惯性便秘和预防血胆固醇增高。

其他功效

土豆淀粉在体内吸收速度慢，是糖尿病患者理想的食疗蔬菜。土豆含钾成分较高，吃适量的土豆可以降低中风概率。

土豆可以用来治疗消化不良，效果显著，是胃病和心脏病的良药以及优质保健食品。

营养师健康提示

土豆必须去皮挖眼才能吃，发青、发芽的土豆都不能吃，以防龙葵素中毒。

孕妇也要慎食，以防发生妊娠危险。

土豆中含有丰富的营养物质，所以去皮不宜太厚。白水煮土豆时，加点牛奶，不但味道好，而且可以防止土豆肉质发黄。

选购

应选表皮光滑、个体大小一致、没有发芽的土豆为好。

适用量

每餐可吃 200 克。

总热量

76 千卡（每 100 克可食用部分）。

土豆营养成分 （每 100 克可食用部分）

名称	含量	名称	含量
脂肪	2 克	烟酸	1.1 毫克
蛋白质	2 克	钙	8 毫克
碳水化合物	16.5 克	铁	0.8 克
维生素 A	5 微克	镁	23 毫克
维生素 C	27 毫克	钾	342 毫克
维生素 D	34 毫克	锰	14 毫克
胡萝卜素	0.8 微克	锌	37 毫克
膳食纤维	7 克	铜	12 毫克
硫胺素	0.8 毫克	磷	40 毫克
核黄素	0.4 毫克	钠	2.7 毫克
生物素	73 微克	硒	7.8 微克

可降脂的水果类

柚子

降低胆固醇，降脂减肥，预防冠心病。

柚子俗称团圆果，又称文旦、雪柚、苦柚、气柑、香抛。柚子是温带及热带的产品，中国南方广东、广西、福建等省都有出产。比较有名的有文旦柚、沙田柚、坪山柚。柚子味道酸甜略苦，富含维生素 C 及其他营养成分，是医学界公认的最具食疗价值的水果。

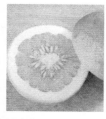

降压功效

中医药学认为，柚子味甘、酸，性寒，有健胃化食、下气消痰、轻身悦色等功效。现代医药学研究发现，柚肉中含有非常丰富的维生素 C 以及类胰岛素等成分，故有降血糖、降血脂、减肥、美肤养颜等功效。经常食用，对高血脂、高血压、糖尿病、血管硬化等疾病有辅助治疗作用，对肥胖者有健体养颜功能。柚子的果皮及果肉里含有大量的果胶，果胶是一种水溶性纤维，不仅能够降低低密度脂蛋白胆固醇即"坏胆固醇"的水平，而且能够保护动脉壁，减少心血管疾病发生的可能。

☞ 其他功效

柚子不但营养价值高，而且还具有健胃、润肺、补血、清肠、利便等功效，可促进伤口愈合，对败血病等有良好的辅助疗效。此外，由于柚子含有生理活性物质皮苷，所以可降低血液的黏滞度，减少血栓的形成，故而对脑血管疾病，如脑血栓、中风等也有较好的预防作用。

☞ 营养师健康提示

太苦的柚子不能吃。一次不能够食用太多柚子，会影响肝脏解毒，使肝脏受到损伤，并且可能引起其他不良反应。

服药过后不能够立即食用柚子，对身体健康不利。

柚子性寒，脾虚泄泻的人吃了柚子会腹泻，故身体虚寒的人不宜多吃。

服用过敏药时吃柚子，病人轻则会出现头昏、心悸、心律失常、心室纤维颤动等症状，严重的还会导致猝死。另外柚子中含有大量的钾，肾病患者服用要在医生指导下才可以。

☞ 选购

挑选柚子时最好选择上尖下宽的标准型，以表皮薄而光润、色泽呈淡绿或淡黄的为佳。

适用量

每次 50 克左右。

总热量

61 千卡（每 100 克可食用部分）。

柚子营养成分 （每 100 克可食用部分）

名称	含量	名称	含量
蛋白质	0.8 克	胡萝卜素	10 毫克
脂肪	0.2 克	钙	4 毫克
碳水化合物	9.5 克	磷	24 毫克
水分	89 克	钾	119 毫克
胆固醇	–	钠	3 毫克
维生素 A	2 毫克 RE	镁	4 毫克
维生素 B_1	–	铁	0.3 毫克
维生素 B_2	0.03 毫克	锌	0.4 毫克
维生素 PP	0.3 毫克	硒	0.7 毫克
维生素 C	23 毫克	铜	0.18 毫克
膳食纤维	0.4 克	锰	0.08 毫克

可降脂的水果类

柠檬

加速体内胆固醇代谢，美容抗氧化。

柠檬又称柠果、洋柠檬、益母果等，原产于马来西亚。柠檬果实为黄色，汁多肉嫩，芳香浓郁，富含柠檬酸，被誉为"柠檬酸仓库"，因为味道非常酸，不像其他水果一样用来生食，多用来调制饮料菜肴、化妆品和药品。

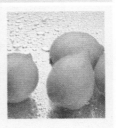

降压功效

柠檬含有丰富的维生素 C，可以加速胆固醇的代谢，降低血清胆固醇水平，防止血管软化。柠檬能够促进胃中蛋白分解酶的分泌，增加胃肠蠕动。常适量食用柠檬，能够改善高血脂患者的症状。

其他功效

柠檬汁很酸，具有很强的杀菌功效，柠檬酸能够抑制钙盐结晶，阻止肾结石的形成，柠檬酸还能够使钙深化并整合钙。柠檬具有香气，能够祛除肉类、水产的腥膻之气，并且能够使肉质更加细嫩。

食用柠檬可以防止食物中毒，消除疲劳，增强免疫力，延缓衰老，并且对于贫血、感冒有很好的疗效。柠檬还能够防治心血管疾病，具有提高凝血功能及血小板数量的作用，能够美白肌肤，安胎止呕。柠檬能够止咳化痰，促进食欲与唾液的分泌，当食欲不振时，吃点柠檬可达到提振作用。柠檬所含有的橙皮苷，可调节毛细血管的渗透压，所以高血压、动脉粥样硬化患者食用柠檬，能够预防毛细血管的损伤。

柠檬富含维生素 C，能够改善感冒、减肥、解酒，并且能够消除疲劳，补充体力，提高免疫力。

营养师健康提示

由于柠檬的酸度过强，胃溃疡、胃酸过多者不宜食用；柠檬含纳量比较高，肾脏水肿病人宜少食；龋齿、糖尿病患者忌食。

柠檬的香味与酸味，有增添料理风味的效果。不含糖的柠檬汁与柠檬水，是对身体吸收很有帮助的食品。柠檬的外皮还可用作点心或料理调味。柠檬常被萃取成精油或适用于化妆品、美白产品与芳香剂。榨汁后的柠檬残渣，也可以放在冰箱当作除臭剂使用。

选购

要选择果皮有光泽、新鲜而完整的果实为佳。

适用量

每次 1/5 个（1~2 瓣即可）。

总热量

35 千卡（每 100 克可食用部分）。

柠檬营养成分 （每 100 克可食用部分）

名称	含量	名称	含量
脂肪	1.2 克	胆固醇	–
蛋白质	1.1 克	钙	101.0 毫克
碳水化合物	6.2 克	锌	0.65 毫克
维生素 A	–	锰	0.05 毫克
维生素 C	22.0 毫克	磷	22.0 毫克
维生素 E	1.14 毫克	硒	0.5 微克
硫胺素	0.05 毫克	镁	37.0 毫克
烟酸	0.6 毫克	铁	0.8 毫克
纤维素	1.3 克	铜	0.14 毫克
胡萝卜素	–	钾	209.0 毫克
核黄素	0.02 毫克	钠	1.1 毫克

可降脂的水产类

草鱼

有利于血液循环，降血脂的
作用是植物油的 2~5 倍。

草鱼学名鲩鱼，又名
混子、油鲩、白鲩，其体
长，略呈圆筒形。体呈茶
褐色，腹部灰白，偶鳍略
带灰黄，奇鳍稍暗，与青
鱼、鲫鱼、鳊鱼、鲢鱼并

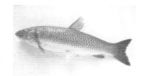

称为中国五大淡水鱼。草鱼是淡水鱼中的上品，肉质
细嫩，骨刺少，味道鲜美，含有丰富的蛋白质、脂
肪、核酸和锌，能够增强体质，延缓衰老。草鱼适合
切花刀制作成菊花鱼等造型。

降压功效

草鱼中含有人体必需的不饱和脂肪酸，有利
于血液循环，是心血管病人的理想食物，草鱼脂
肪含量少，降血脂的作用是植物油的 2~5 倍。

其他功效

草鱼中的硒元素可养颜、抗衰老，一定程度
上还可以防治肿瘤，对于身体瘦弱、食欲不振的
人来说，草鱼可以开胃、促进消化。中医认为草
鱼有祛风、治痹、平肝的作用。草鱼含有丰富的

不饱和脂肪酸，对血液循环有利，是心血管病人的良好食物。常食草鱼能够预防肿瘤的发生。

对于食欲不振的人而言，草鱼嫩而不腻，可以开胃、滋补。草鱼具有补中、利尿、平肝、祛风的作用。对心肌发育及儿童骨骼生长有特殊作用，它还具有截疟祛风的功效，对疟疾日久不愈、体虚头痛患者有一定疗效。

营养师健康提示

草鱼的营养丰富，一般人都可以食用，尤其适宜于虚劳、高血压、头痛、高血脂、心血管病人食用。草鱼的鱼胆有毒不能吃，烹调草鱼时不用放味精，因为草鱼本身就很鲜。草鱼味甘温，一次不宜进食过多，容易诱发各种疮疖。

草鱼要新鲜，煮时火候不能太大，以免把鱼肉煮散；草鱼与豆腐同食，具有补中调胃、利水消肿的功效、对心肌及儿童骨骼生长有特殊作用，可作为冠心病、血脂较高、小儿发育不良、水肿、肺结核、产后乳少等患者的食疗菜肴。

选购

选购草鱼时应该注意选择眼球不凸出的，草鱼如果眼角膜起皱或眼内有瘀血就不新鲜了。

适用量

每次 100 克。

总热量

113 千卡（每 100 克可食用部分）。

草鱼营养成分 （每 100 克可食用部分）

名称	含量	名称	含量
脂肪	5.2 克	胆固醇	86.0 毫克
蛋白质	16.6 克	钙	38.0 毫克
碳水化合物	–	锌	0.87 毫克
维生素 A	11.0 微克	锰	0.05 毫克
维生素 C	–	磷	203.0 毫克
维生素 E	2.03 毫克	硒	6.66 微克
硫胺素	0.04 毫克	镁	31.0 毫克
烟酸	2.8 毫克	铁	0.8 毫克
纤维素	–	铜	0.05 毫克
胡萝卜素	–	钾	312.0 毫克
核黄素	0.11 毫克	钠	46.0 毫克

可降脂的水产类

鲤鱼

降低体内胆固醇，调节内分泌，延缓衰老，防治冠心病。

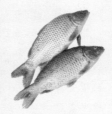

鲤鱼俗称鲤拐子、鲤子、毛子等。因为鱼鳞上有十字纹理而得名，鲤鱼是世界上最早养殖的鱼类，早在公元前12世纪的殷商时代人们便开始用池塘养殖鲤鱼。《诗经》上记载"周文王凿池养鲤"。鲤鱼一向被视为上品鱼。鲤色虽有赤鲤、黄鲤、白鲤等品种，但性味功用相似，《神农本草经》列之为上品，南北朝的陶弘景说：鲤鱼为诸鱼之长，为食品上味。鲤鱼体态肥壮艳丽，肉质细嫩鲜美，受到大众普遍喜爱，逢年过节的餐桌上必定有鲤鱼，取"年年有余""鱼跃龙门"之意。《本草纲目》：鲤，其功长于利小便，故能消肿胀、黄疸、脚气、喘嗽、湿热之病，煮食下水气、利小便。《本草求真》：凡因水气内停，而见咳气上逆、黄疸、水肿、脚气等症，服此则能以消，治孕妇水肿亦然。

降压功效

鲤鱼脂肪含量不高，以液体形式存在，大部分是不饱和脂肪酸，有显著降低胆固醇作用。

其他功效

中医学认为，鲤鱼各部位均可入药。鲤鱼皮可治疗鱼梗。鲤鱼血可治疗口眼歪斜。鲤鱼汤可治疗小儿身疮。用鲤鱼治疗怀孕妇女的浮肿、胎动不安有特别疗效。

鲤鱼能够调节人体内分泌代谢，对于糖尿病有一定的治疗作用。鲤鱼滋补健胃、利水消肿、通乳、清热解毒、止咳下气，可以用来辅助治疗各种水肿、浮肿、腹胀、少尿、黄疸、孕妇胎动不安、乳汁不通等症。常食鲤鱼可以防治冠心病、延缓衰老。

营养师健康提示

鲤鱼鱼腹两侧各有一条同细线一样的白筋，去掉可以除腥味。烹调鲤鱼时不用放味精，因为鲤鱼本身就具有很好的鲜味。

鲤鱼忌与绿豆、芋头、牛羊油、猪肝、鸡肉、荆芥、甘草、南瓜、赤小豆同食，也忌与中药中的朱砂同服；鲤鱼与咸菜相克：可引起消化道癌肿。慢性疾病者不宜食用鲤鱼，皮肤湿疹、皮肤过敏性疾病、支气管哮喘、闭塞性脉管炎、肾炎、淋巴结核、癌症等患者忌食鲤鱼。

选购

注意不要购买有病或畸形的鱼。

适用量

每次 120 克左右。

总热量

109 千卡（每 100 克可食用部分）。

鲤鱼营养成分 （每 100 克可食用部分）

名称	含量	名称	含量
脂肪	1.3 克	膳食纤维	–
蛋白质	17.4 克	维生素 P	–
碳水化合物	61.6 克	胡萝卜素	–
维生素 A	32 微克	泛酸	0.69 毫克
维生素 B₁	0.04 毫克	胆固醇	130 毫克
维生素 B₂	0.07 毫克	钙	79 毫克
维生素 B₆	0.11 毫克	磷	193 毫克
维生素 B₁₂	5.5 微克	钠	70.8 毫克
维生素 C	1 毫克	镁	41 毫克
维生素 D	4 微克	硒	14.3 微克
维生素 E	0.68 毫克	铁	1.2 毫克
维生素 K	–	钾	290 毫克
叶酸	14 微克	铜	0.08 毫克
烟酸	2.5 毫克	锌	2.75 毫克

可降脂的干果类

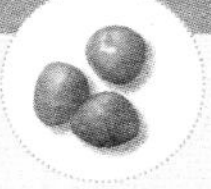

榛子

促进胆固醇代谢，保护视力。

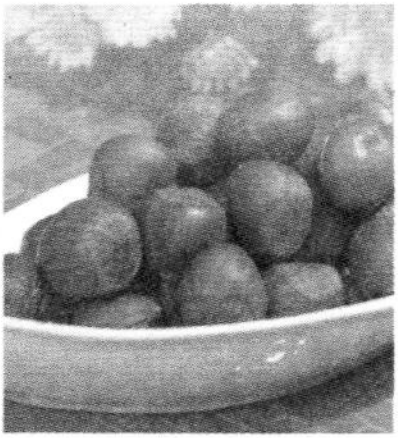

榛子又被称为山板栗、尖栗、棰子等，形状类似栗子，果仁肥白而圆，有“坚果之王”的称号。榛子有香气，含油脂量很大，吃起来特别香美，深受人们的喜爱。榛子富含油脂（大多为不饱和脂肪酸）、蛋白质、碳水化合物、维生素（维生素 E）、矿物质、糖纤维、β－古甾醇和抗氧剂石炭酸等特殊成分以及人类所需的八种氨基酸与微量元素。

降压功效

榛子营养丰富，果仁中除含有蛋白质、脂肪、糖类外，同时含有大量的胡萝卜素和维生素 B_1、维生素 B_2、维生素 E，大量的维生素与膳食纤维，能够降低体内胆固醇的含量，减少血脂，从而预防高血脂。

榛子中含有大量的不饱和脂肪酸，可以促进胆固醇的分解代谢，软化血管，保护毛细血管的健康。

其他功效

榛子富含油脂，有利于脂溶性维生素在体内的溶解，对体弱、病后体虚、易饥饿的人都有很好的补养作用。榛子具有天然香气，能开胃。其内含抗癌化学成分紫杉酚，能治疗卵巢癌、乳腺癌及其他一些癌症。榛子还能够补脾胃，益气力，明目健行。并且对盗汗、消渴、夜尿频多等多有疗效。

榛子含有人体所必需的八种氨基酸，并且含量远远超过了核桃，榛子是坚果中钙、铁、磷的含量最高的。

榛子的维生素 E 含量高达 36%，能有效地延缓衰老，防治血管硬化，润泽肌肤的功效。榛子中镁、钙和钾等微量元素的含量很高，长期食用有助于调整血压。每天在电脑前面工作的人群多吃点榛子，对视力有一定的保健作用。

营养师健康提示

适合于高血脂、癌症、糖尿病病人食用。榛子存放时间较长后不宜食用。由于榛子中含有丰富的油脂，因此胆功能严重不良者禁食。

选购

以颗粒饱满、色泽深褐自然、无霉变、无虫害的为佳。

适用量

每次 15 颗左右，不宜多吃。

总热量

542 千卡（每 100 克可食用部分）。

榛子营养成分 （每 100 克可食用部分）

名称	含量	名称	含量
脂肪	44.8 克	视黄醇当量	7.4 毫克
蛋白质	20 克	钙	104 毫克
碳水化合物	14.7 克	铁	6.4 毫克
维生素 A	8 微克	磷	422 毫克
维生素 E	36.43 毫克	钾	1244 毫克
硫胺素	0.62 毫克	钠	4.7 毫克
硫胺素	14 毫克	铜	3.03 毫克
核黄素	–	镁	420 毫克
胡萝卜素	3.5 微克	锌	5.83 毫克
烟酸	2.5 毫克	锰	14.94 毫克
膳食纤维	9.6 克	硒	0.78 微克

可降脂的干果类

杏仁

不含胆固醇，减低血脂，预防心脏病。

　　将杏核去壳就可以得到杏仁，杏仁有甜、苦两种之分：甜杏仁可以作为休闲小吃也可以做凉菜，风味独特，而苦杏仁则可以入药。由于苦杏仁中含有小毒，因此不可以多吃。

降压功效

　　杏仁中不含胆固醇，而脂肪的含量丰富且只有少量的饱和脂肪酸，杏仁中含有大量的多酚类和黄酮类物质，钙和镁的含量也很丰富，这些成分都能够降低人体的总胆固醇水平和低密度脂蛋白胆固醇，从而降低血脂，对于防治高血脂有很大作用。有实验证明，高血脂病人每天吃 40 克杏仁，可代替含高饱和脂肪酸的食品。

其他功效

　　杏仁能够显著降低心脏病和很多慢性病的发病危险，杏仁能够止咳平喘，润肠通便，可以治疗肺病与咳嗽等疾病。杏仁还具有美容的功效，能够促进皮肤的微循环，使皮肤红润光泽，对于骨骼生长很有利。杏仁只含有 7% 的饱和脂肪酸，大多数都是不饱和脂肪酸，能够祛除胆固醇，预防动脉粥样硬化。

甜杏仁和日常所吃到的干果杏仁都很滋润，能够降低人体内胆固醇的含量，对于心脏病以及很多慢性疾病的发生都能起到预防作用。

杏仁的营养价值十分均衡，不仅含有类似动物蛋白的营养成分，如蛋白质、脂肪等，还含有植物成分所特有的纤维素等。它可以润肺清火、排毒养颜，对因肺燥引起的咳嗽有很好的疗效，是没有副作用的排毒食品。

根据中药古籍记载，杏仁具有滑肠通便的作用。《现代实用中药》一书中说："杏仁内服具轻泻作用，并有滋补之效。"对于年老体弱的慢性便秘患者来说，服用杏仁效果最佳。中医典籍《本草纲目》中也提到了杏仁的 3 大功效："润肺也，消积食也，散滞气也"。其中，"消积食"说明杏仁可以帮助消化、缓解便秘症状。此外，不少治便秘的中药药方中也都包含杏仁。

促进新陈代谢、消除便秘困扰，是您每天喝一杯杏仁露的一个重要理由。

🍃 营养师健康提示

一般人都可以食用杏仁，但是杏仁不可过多食用，以免对身体有害，产妇、幼儿、病人特别是糖尿病患者不宜食用杏仁或杏仁制品。

选购

选购杏仁应该以色泽棕黄、颗粒均匀、无臭味者为佳，不要购买青色的，表面有干涩皱纹的杏仁。

适用量

每次 30 克左右即可。

总热量

562 千卡（每 100 克可食用部分）。

杏仁营养成分 （每 100 克可食用部分）

名称	含量	名称	含量
脂肪	45.4 克	钙	97 毫克
蛋白质	22.5 克	铁	2.2 毫克
碳水化合物	15.9 克	磷	27 毫克
维生素 C	26 毫克	钾	106 毫克
维生素 E	18.53 毫克	钠	8.3 毫克
硫胺素	0.8 毫克	铜	0.8 毫克
核黄素	56 毫克	镁	178 毫克
胡萝卜素	2.6 微克	锌	4.3 毫克
膳食纤维	8 克	锰	77 毫克
视黄醇当量	5.6 微克	硒	15.65 微克

第四章

56道为高血脂患者特制的美味佳肴

进行高血脂食疗并不意味着什么都不能够吃，或者吃难以下咽的饭菜。不管是凉菜、热菜、主食还是汤粥等，只要选对食材，学会烹调方法，一样可以制作出美味可口的饭菜。

降脂凉拌菜

凉拌菜由于其清爽可口的特征深得人们的喜爱，可以根据个人口味选材，或荤或素，也可荤素搭配。凉拌菜成分多是蔬菜、菌类，符合高血脂患者要求油脂少、天然养分多的健康理念，从而做到健康饮食、快乐饮食。

凉拌木耳

【原材料】

木耳30克，香葱20克，红椒1个。

【调味料】

盐5克，味精3克，香油10毫升，芥末10克。

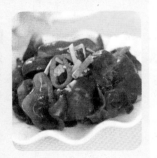

做 法

1. 将木耳泡发洗净，红椒切圈，葱切段。
2. 木耳用开水煮熟，捞出晾凉。
3. 将木耳与所有的调味料一起拌匀即可。

特别提示

木耳泥沙多，一定要先泡发，洗净。

豆腐丝拌黄瓜

【原材料】

豆腐丝 250 克，黄瓜 250 克。

【调味料】

盐 5 克，醋少许，味精 2 克，姜 10 克，蒜 15 克。

做 法

①豆腐丝切大段，入开水中焯一下，捞出沥水后装入盘中，姜洗净切粒，蒜去皮洗净切粒。

②黄瓜洗净，用凉开水冲后切成丝，放入碗中，加少许盐搅拌均匀，10 分钟后沥去水，放在盘中。

③撒上姜粒、蒜粒，加入醋、味精拌匀即可。

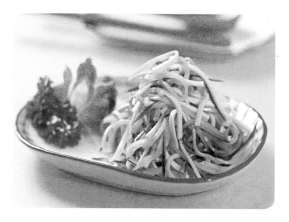

芹菜拌腐竹

【原材料】
芹菜、腐竹各 200 克，红椒 20 克。

【调味料】
香油 10 克，盐 3 克，味精 2 克。

做法

❶ 芹菜洗净，切段；红椒洗净切圈，与芹菜一同放入开水锅内焯一下，捞出，沥干水分。

❷ 腐竹以水泡发，切段。

❸ 将芹菜、腐竹、红椒圈调入盐、味精、香油一起拌匀即成。

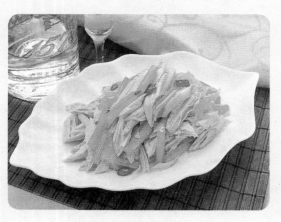

凉拌芦笋

【原材料】

芦笋 300 克，蒜、红椒各 10 克。

【调味料】

盐 3 克，鸡精 2 克，麻油 5 克。

做法

❶ 芦笋洗净切小段；红椒去蒂、子，切小菱形片，蒜去皮洗净剁蓉。

❷ 锅上火，注入适量清水，加少许油、盐、糖，待水沸，下芦笋焯熟，捞出放入冰水中浸约 2 分钟后，捞出沥干水分，盛入碗中。

❸ 调入蒜蓉、盐、鸡精、麻油拌匀，装盘即可。

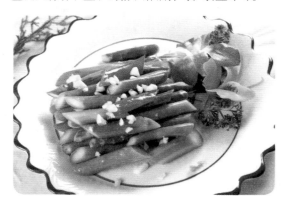

姜末豆角

【原材料】

豆角 300 克，姜一块。

【调味料】

盐、酱油、生抽各 2 克，红油 5 克，蒜 2 瓣，葱 1 根，芝麻 3 克。

做 法

① 豆角去头尾，洗净后，切长段，姜蒜去皮，洗净切末，葱洗净切花。

② 锅内放入水，加入少许盐，烧沸，将切好的豆角放入沸水中，焯烫至七分熟时，捞出，沥干水分，放凉后，装入盘中。

③ 锅内放油烧热，放入蒜、姜末炒香，盛出，调入盐、红油、生抽、酱油拌匀，浇在豆角上，再撒上葱花、芝麻即可。

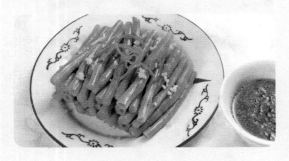

金针笋干

【原材料】

笋干 250 克，金针 100 克。

【调味料】

盐 3 克，味精 2 克，香油少许。

做 法

1. 将笋干用清水浸胀，入沸水中焯熟捞出，撕成细条切段。

2. 金针先洗净焯水，切细待用。

3. 在笋干、金针中加入盐、味精、香油拌匀，装盘即可。

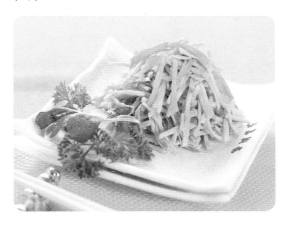

韭菜绿豆芽

【原材料】

韭菜 100 克、绿豆芽 200 克。

【调味料】

葱、生姜、花生油、精盐、味精、香油各适量。

做法

1. 将豆芽冲洗干净，控干水；韭菜择洗干净，切成段；葱、生姜洗净，切成丝备用。

2. 锅置火上，倒入花生油，烧热后下入葱丝、姜丝爆香，再放入绿豆芽，煸炒几下。

3. 下入韭菜段翻炒均匀，加入精盐、味精、香油调味即成。

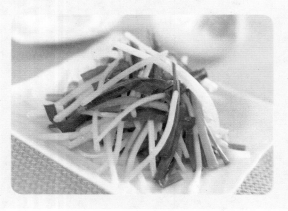

菠菜拌蛋皮

【原材料】

鲜菠菜 750 克，鸡蛋 3 个。

【调味料】

精盐、味精、湿淀粉、葱丝、姜丝、花椒、香油各适量。

做法

❶ 将菠菜择去老根，劈开，洗去泥沙，捞出控水；鸡蛋磕入碗中，加盐、湿淀粉搅匀，放入油锅中摊成蛋皮，切丝。

❷ 锅内注入清水，烧沸，放入菠菜焯熟，捞出放冷水中过凉，挤干水分，加精盐、味精、葱丝、蛋皮丝、姜丝拌匀。

❸ 锅洗净，放入少许香油，用小火烧至五六成热时，加入花椒，炒出香味，捞出花椒，将花椒油淋在菠菜上即可。

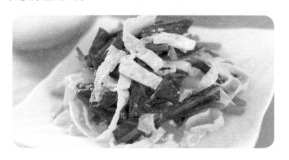

小葱拌豆腐

【原材料】

豆腐 200 克，葱 20 克。

【调味料】

盐 5 克，味精 3 克，香油 10 克，姜 10 克。

做法

① 将豆腐洗净，切成小丁，姜洗净切丝，葱择洗净，切成粒备用。

② 将豆腐丁与葱粒装入盘中，盐、味精、香油、姜丝放入小碟中调匀成味汁。

③ 将调好的味汁淋入盘中，拌匀即可食用。

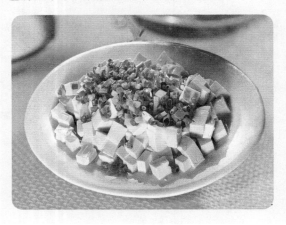

糖醋藕片

【原材料】

莲藕2节，白醋20克，白芝麻8克。

【调味料】

果糖6克，盐适量。

做法

1. 将莲藕削皮洗净，切成薄片，浸入淡盐水中。
2. 另一锅水烧开，放入藕片焯烫，并滴进几滴醋同煮，烫熟后捞起，用冷水冲凉，沥干。
3. 将藕片加醋、果糖拌匀，撒上芝麻即可。

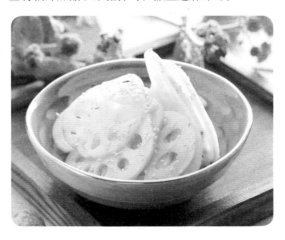

花菜拌番茄

【原材料】

花菜 300 克，番茄 2 个，香菜 50 克，蘑菇少许。

【调味料】

白糖 3 克，盐适量，味精少许，香油 5 克。

做法

1. 将花菜放在淡盐水中浸泡 20 分钟，洗净，切成小朵，放在沸水中烫熟，捞出晾凉。

2. 将番茄洗净，放热水里烫一下，去皮，剖开，去子，切成碎块；将香菜去根，洗净，切成小段；蘑菇洗净，大的对开，烫熟待用。

3. 将处理好的所有材料放入盘内，撒上盐、白糖、味精，淋上香油，拌匀即可。

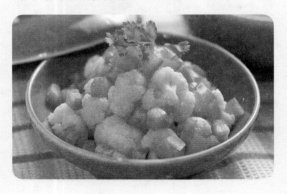

蒜汁西芹

【原材料】

西芹 250 克，胡萝卜 50 克，蒜 50 克。

【调味料】

盐 5 克，味精 2 克。

做法

❶ 先将西芹洗净用斜刀法切段，胡萝卜洗净切成粒，蒜洗净炸成汁备用。

❷ 锅中下入水烧沸，将西芹入锅中焯水后捞起，沥干水分。

❸ 将西芹倒入盘中，并调入盐、味精拌匀，撒上少许胡萝卜粒，淋入蒜汁即可。

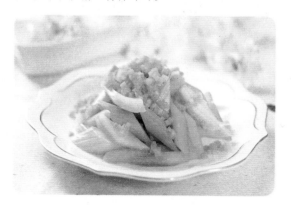

香菜萝卜

【原材料】

香菜 50 克，白萝卜 200 克。

【调味料】

盐 5 克，味精 3 克。

做法

❶ 将香菜洗净，切成 3 厘米长的段，萝卜洗净，去皮切成块。

❷ 锅内热油，下萝卜块炒透，加盐，用文火烧至熟烂，加味精，起锅装盘。

❸ 下香菜于锅中略烧，盛在萝卜上，整形即可。

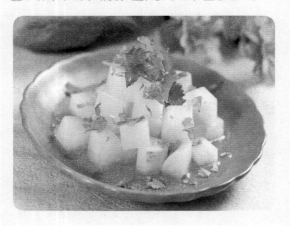

芹香干丝

【原材料】

白豆腐干丝 25 克，芹菜 15 克，胡萝卜 5 克。

【调味料】

盐、胡椒粉各适量，香油 4 克。

做 法

1 芹菜洗净，切段，烫熟，胡萝卜洗净切丝，烫熟，白干丝烫熟。

2 将白干丝、芹菜、胡萝卜放入碗中，再放入香油、盐、胡椒粉拌匀即可。

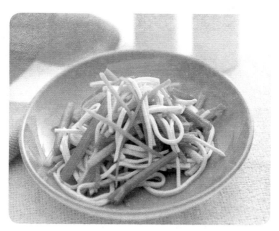

降脂热菜

热菜是人们经常进食的菜肴，热菜的种类、做法多种多样，味道、颜色丰富可口，平常饮食中不妨做一些适宜高血脂患者的降脂热菜，在品尝美味的同时将脂肪、胆固醇降低。

黄花菜炒牛肉

【原材料】
瘦牛肉 250 克，黄花菜 150 克，红甜椒 35 克，黄甜椒 35 克。

【调味料】
蚝油 10 克，太白粉 5 克，砂糖 3 克，白胡椒粉 2 克。

做 法

1. 牛肉切条，以调味料腌渍 30 分钟入味，辣椒去子后切成长条备用，洗净，切成 3 厘米的长段，下沸水中焯烫熟，迅速捞出用冷水投凉，沥净水分。
2. 起油锅，放入牛肉炒 2 分钟，取出备用。
3. 将黄花菜、黄甜椒、红甜椒放入原油锅拌炒熟，再放入牛肉炒熟即可。

栗子蘑菇烧鸡

【原材料】

栗子10颗，红枣10粒，去骨鸡腿肉250克，蘑菇100克，蒜末2克，色拉油15毫升，麻油3毫升。

【调味料】

酱油6克，细砂糖3克，太白粉4克，清水500毫升，罗勒（又称九层塔、金不换）2克。

做法

❶栗子泡水软化，利用牙刷剔除表面的薄膜，蘑菇切半备用。

❷锅内倒入色拉油和黑麻油烧热，加入蒜末爆香，放入鸡腿肉拌炒至白色（约七分熟），加入罗勒、栗子、红枣和蘑菇，倒入清水以小火煮5分钟。

❸加入细砂糖、酱油，用太白粉、清水勾芡后拌炒至收汁即可。

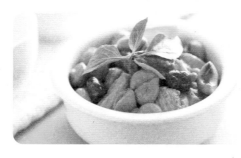

油焖冬瓜

【原材料】

冬瓜 300 克，青辣椒 20 克，红辣椒 20 克。

【调味料】

盐 5 克，酱油 3 克，味精 2 克。

做法

1. 冬瓜去皮去子，洗净切成三角形厚块，面上划十字花刀，辣椒洗净切块。

2. 将切好的冬瓜入沸水中稍烫，捞出，沥干水分。

3. 起锅上油，下冬瓜、辣椒块焖 10 分钟，加上所有调味料，调匀即可。

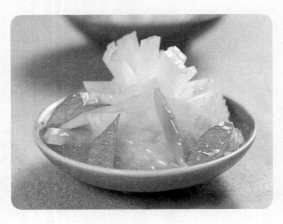

番茄焖牛肉

【原材料】
番茄 300 克，牛肉 500 克。

【调味料】
料酒、盐、味精各适量。

做 法

① 将番茄、牛肉洗净，番茄切块，牛肉切薄片。

② 将牛肉放入锅内，加入清水，以旺火烧开，撇去浮沫，烹入料酒焖煮。

③ 待牛肉将熟时，放入番茄，熟后加入盐、味精，略烧片刻即可。

特别提示

牛肉切成薄片才可入味。

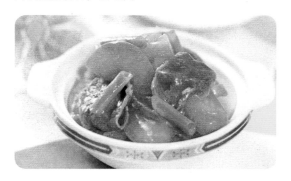

鱼香牛肉茄子

【原材料】

瘦牛肉 250 克，茄子 200 克，荸荠 50 克，黑木耳 60 克。

【调味料】

番薯粉、酱油、白胡椒粉、香油、豆瓣酱、姜末、蒜末、辣椒末、淀粉各适量。

做 法

❶牛肉洗净切丝，加入番薯粉、酱油、白胡椒粉、香油腌渍 10 分钟。茄子洗净切斜片，荸荠去皮洗净，切小丁，黑木耳洗净切小丁。

❷起油锅，放入牛肉炒 2 分钟，盛起备用。

❸原炒锅内放入豆瓣酱、姜末、蒜末、辣椒末炒匀，再加入茄子、荸荠和黑木耳拌炒均匀，放入牛肉炒熟，起锅前勾芡即可。

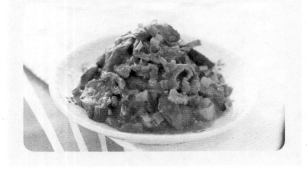

山药炒猪腰

【原材料】

猪腰 250 克，山药 100 克，红辣椒 1 个，姜 20 克，蒜 1 克。

【调味料】

盐 5 克，味精 2 克。

做法

❶ 将猪腰片开，剔去白色筋膜后，切成麦穗花刀，山药去皮、切块，红椒切块，姜切片，蒜剁成蓉。

❷ 锅中加水烧开，下入猪腰片和山药焯水后，捞出。

❸ 爆香姜、蒜、红椒，下入腰花、山药、调味料，炒熟入味即可。

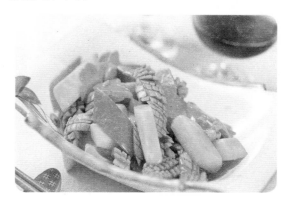

香酥玉米粒

【原材料】

玉米粒 300 克，青、红椒各 50 克。

【调味料】

椒盐少许。

做法

① 玉米粒洗净，青、红椒洗净后切粒。

② 玉米入油锅中炸至金黄。

③ 锅中下油烧热，炒香青红椒，下入玉米、椒盐，炒匀即可。

特别提示

玉米入油锅炸时，油温要烧至七成热。

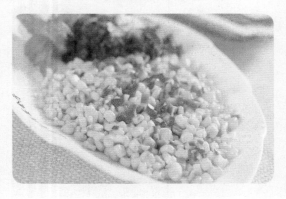

茄子炖土豆

【原材料】

茄子150克，土豆200克，青辣椒20克，红辣椒20克。

【调味料】

葱5克，盐3克，鸡精3克。

做法

1 土豆去皮洗净切块，茄子洗净切滚刀块，青红辣椒洗净切丁，葱洗净切花。

2 净锅上火，倒入油，油热后入葱花炒出香味，放入土豆、茄子翻炒，加盐，放高汤用大火煮30分钟。

3 将土豆、茄子煮软后用勺压成泥，加入鸡精，出锅撒入青红椒丁。

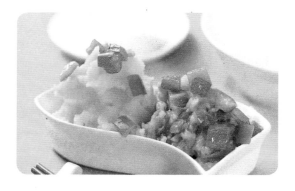

西蓝花冬笋

【原材料】
西蓝花 250 克，冬笋 200 克。

【调味料】
盐 3 克，味精 2 克。

做法

1️⃣ 西蓝花洗净后，掰成小朵，冬笋洗净切成块。
2️⃣ 锅中加水烧开，下入冬笋块焯去异味后，捞出。
3️⃣ 锅置火上，油烧热，下入冬笋、西蓝花、调味料，炒至入味即可。

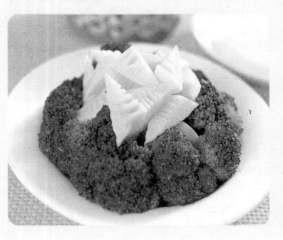

蛋黄酿苦瓜

【原材料】

苦瓜 2 条，鸭蛋 8 个。

【调味料】

盐 3 克，味精 3 克，淀粉少许，香油 10 克。

做法

①将苦瓜洗净去瓤，切段，入沸水中焯烫熟后，捞出沥干水分。

②将鸭蛋入锅煮熟，去蛋白留蛋黄，捏成粉状，塞入苦瓜段中。

③调入盐、味精，入锅蒸约 5 分钟，用淀粉勾芡，淋入香油即可。

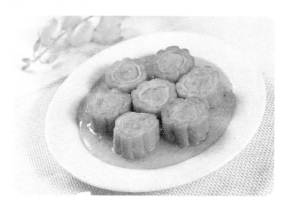

苹果鸡丁

【原材料】

鸡胸肉 150 克，洋葱 30 克，苹果 80 克，青椒 20 克。

【调味料】

盐少许。

做法

1. 鸡胸肉洗净剁丁，过油，洋葱、青椒洗净，切成与鸡脯肉大小相当的丁备用。
2. 苹果洗净带皮切丁，泡盐水，备用。
3. 起油锅，将洋葱、青椒爆香后，加入鸡胸肉和盐拌炒，起锅前放入苹果拌均匀，即可食用。

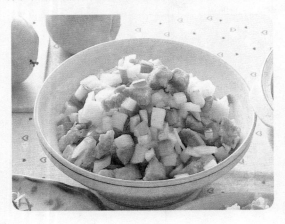

虾米苦瓜

【原材料】

苦瓜 500 克，葱白 1 根，肋条肉 300 克，小虾米 25 克。

【调味料】

大蒜、料酒、食用油、酱油、盐、香油各适量。

做 法

❶把肋条肉切成小块，用料酒及酱油腌渍入味。

❷虾米用清水洗净、泡软，苦瓜洗净去蒂，剖开去掉瓤子，切成长方块，大蒜、葱白切成末。

❸锅中加食用油烧热，放入葱、蒜末爆香，放入肉块炒变色，加适量水、酱油、盐、小虾米，烧开去浮沫，改用小火焖炖 30 分钟，再放入苦瓜焖炖至瓜熟汤稠时，淋香油即可出锅。

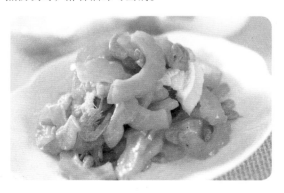

黄瓜炒鸡蛋

【原材料】
黄瓜 200 克，鸡蛋 3 个。

【调味料】
盐 5 克，味精 3 克，葱花 5 克。

做 法

❶将黄瓜洗净，切成片，鸡蛋打入碗中，搅打均匀。

❷锅中放油，下入鸡蛋炒成大块蛋泡，装入碗中。

❸锅中留油，下入黄瓜、鸡蛋、葱花，加盐和味精炒匀即可。

特别提示

鸡蛋入油锅后，要使鸡蛋起泡才能翻炒，以免炒出来的鸡蛋太碎。

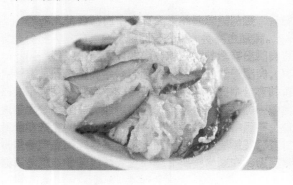

干贝蒸萝卜

【原材料】

萝卜 100 克，干贝 30 克。

【调味料】

盐 4 克。

做法

❶干贝泡软，备用。

❷萝卜削皮洗净，切成圈段，中间挖一小洞，将干贝一一塞入，装于盘中，将盐均匀地撒在上面。

❸将盘移入锅中，蒸至熟，续焖一会儿即可。

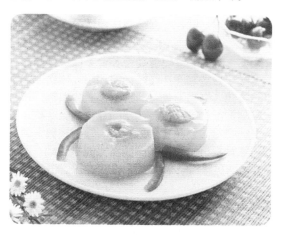

蛋炒竹笋丁

【原材料】
春笋 150 克，鸡蛋 4 个。

【调味料】
麻油 5 克，盐 4 克，味精 1 克，葱 50 克。

做法

❶ 春笋洗净切丁，葱洗净切段，鸡蛋先磕入碗内打散。

❷ 炒锅置火上，放油烧热，投入笋丁炒数下，出锅凉凉，然后与葱段一起放入蛋液中搅匀。

❸ 之后倒入锅内搅炒，待蛋液裹满笋丁，加入盐、味精和麻油翻炒均匀，盛入盘中即可。

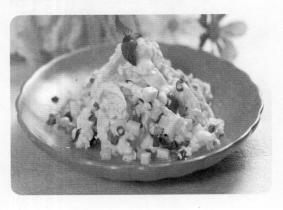

什锦水果杏仁豆腐

【原材料】

柳橙 40 克，西瓜 60 克，苹果 50 克，杏仁粉 24 克。

【调味料】

脱脂鲜奶 120 克，洋菜粉 8 克。

做法

①锅中加水烧沸，加入杏仁粉搅拌均匀，待再沸时加入洋菜粉，边煮边搅拌，待成黏糊状即可熄火。倒入方形模具至凝固（形似豆腐），备用。

②杏仁豆腐凝固后倒出，切小块，备用。柳橙洗净，去皮，切小丁，西瓜洗净，去皮，切小丁，苹果洗净，去皮，切小丁。

③将杏仁块、柳橙丁、西瓜丁、苹果丁放入碗中，加入鲜奶搅拌均匀即可食用。

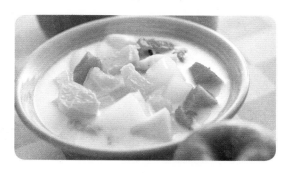

琥珀核桃仁烧冬瓜

【原材料】

冬瓜 200 克，核桃仁 100 克。

【调味料】

白糖、冰糖、熟猪油、糖色各适量。

做法

❶ 将冬瓜洗净，削皮去瓤，切成 4 厘米长、1 厘米厚的菱形片，核桃仁切片备用。

❷ 锅置火上，倒入熟猪油烧至三成热，放入清水、白糖、冰糖、糖色烧沸，再放入冬瓜片，用旺火烧约 10 分钟，用小火慢慢收稠糖汁。

❸ 待冬瓜缩小，呈琥珀色时，撒入核桃仁片，装入盘内即可。

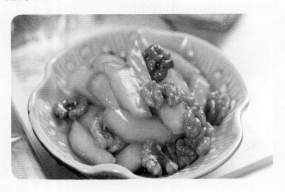

素炒香菇菜花

【原材料】

菜花 200 克，香菇 15 克，胡萝卜 10 克。

【调味料】

精盐、味精、植物油、白糖各适量。

做法

1 将香菇用开水泡至发软，去蒂洗净，切成4瓣。菜花用刀切成小块，洗净，用开水焯一下，捞出控水。胡萝卜洗净，切成小丁。

2 锅置火上，加少许植物油，待油烧热后，放入胡萝卜丁煸炒一会儿，再加入菜花、香菇、适量水、精盐、白糖混合翻炒，烧至汤浓后，加入味精出锅。

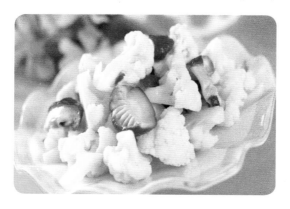

芹菜炒香菇

【原材料】

芹菜 400 克,香菇(水发)50 克。

【调味料】

醋、干淀粉、酱油、味精、菜油各适量。

做法

❶芹菜择去叶、根,洗净,剖开切成约 2 厘米的长节,用盐拌匀约 10 分钟,再用清水漂洗,沥干待用。香菇切片,醋、味精、淀粉混合后装入碗内,加水约 50 毫升兑成汁待用。

❷炒锅置武火上烧热后,倒入菜油 30 毫升,待油炼至无泡沫冒青烟时,即可下入芹菜,爆炒 1 分钟,投入香菇片迅速炒匀,再加入酱油约炒 1 分钟后,淋入芡汁速炒起锅即可。

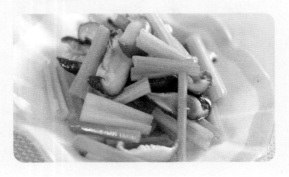

扁豆鸡片

【原材料】

扁豆100克,鸡肉100克,大蒜10克,土豆80克。

【调味料】

酱油、五香粉、盐、糖、植物油各适量。

做法

① 将土豆洗净,切片,扁豆切成小段备用,鸡肉切成片,用酱油、五香粉、盐和糖腌渍好备用。

② 锅中油烧热后加入腌好的鸡肉,炒至断生后盛出。

③ 倒入一点植物油,依次下入扁豆、大蒜和土豆片翻炒,再加水焖一会儿,待水快干时加入鸡肉,翻炒一会儿即可。

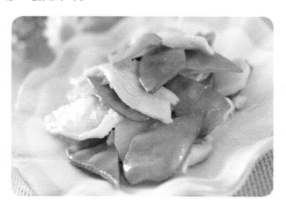

花酿豆腐

【原材料】

日本豆腐2条、鱼胶200克、青红辣椒共50克。

【调味料】

盐5克、味精3克、胡椒3克。

做 法

1️⃣ 将日本豆腐搅碎,与鱼胶、盐和在一起。

2️⃣ 青红辣椒切成粒,将鱼胶挤成丸子,在锅中烫熟。

3️⃣ 将青红椒粒炒香,加水勾芡,浇在鱼丸上即可。

特别提示

鱼胶要加盐才能起胶。

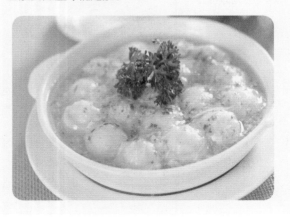

鲜竹笋炒木耳

【原材料】
竹笋 200 克，木耳 150 克。

【调味料】
盐 5 克，味精 3 克，葱节少许。

做法

① 竹笋切滚刀块，木耳切粗丝。

② 竹笋入沸水中焯水后，取出控干水分。

③ 锅中放油，爆香葱节，下入竹笋、木耳、调味料，炒至入味即可。

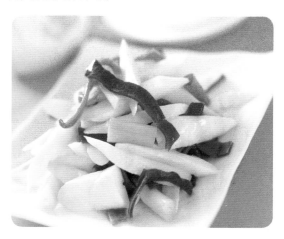

彩色土豆丝

【原材料】

土豆 250 克，水发香菇 25 克，青椒 20 克，胡萝卜 100 克。

【调味料】

盐 4 克，料酒 3 克，白糖 2 克，水淀粉、鲜汤各适量。

做法

①将水发香菇、青椒、胡萝卜均洗净，切丝。

②将土豆削皮切成丝，洗净捞起沥水，放入油锅中炒至断生，捞起沥油。

③原锅留油，倒入青椒、香菇、胡萝卜，加入料酒煸炒几下，再加入盐、白糖和土豆丝，拌炒后加入鲜汤少许，待沸，勾芡即可。

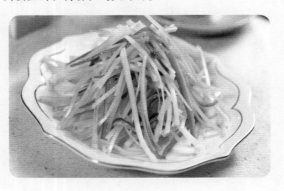

降脂主食

高血脂患者要降低脂肪，降低胆固醇，并不意味着不能够吃饭菜。主食是最基本的，可以提供人体所需的能量，主食一般以面食、五谷杂粮为主，面食比较养胃，而五谷杂粮则促进消化，补充人体所需粗纤维，所以高血脂患者可以常吃主食。

凉粉卷

【原材料】

凉粉皮60克，鸡蛋40克，四季豆50克，五香豆干22克。

【调味料】

酱油膏适量。

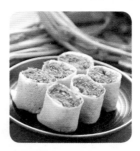

做法

❶将凉粉皮蒸熟，放凉备用，鸡蛋打散，备用。

❷将油放入锅中，开中火，待油热后将打散的蛋液放入，煎成薄的蛋皮，备用。

❸将四季豆洗净、去蒂、用沸水烫熟，备用，五香豆干卤过后，切细条状。

❹将凉粉皮铺于最下层，其上放蛋皮，再将四季豆、五香豆干片铺在凉粉皮与蛋皮上，卷起包住，切成柱状，食用时蘸酱油膏即可。

菠菜柴鱼卷

【原材料】
菠菜6株，柴鱼卷6片，春卷皮6张。
【调味料】
番茄酱、盐各适量。

做法

❶将菠菜洗净，入沸水中烫熟，捞起，沥干水分，待凉。

❷春卷皮排平，铺上柴鱼卷，上置菠菜，淋上少许番茄酱，卷紧即成。

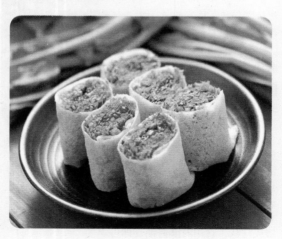

胚芽南瓜饭

【原材料】

胚芽米 60 克，南瓜 50 克。

做 法

1 将胚芽米洗净，泡水，南瓜洗净，去皮，切小丁待用。

2 胚芽米放入电锅煮熟，南瓜放入蒸锅蒸熟，将胚芽米、南瓜混合拌匀即可食用。也可以将胚芽米与南瓜一起煮熟，但是南瓜容易煮烂。

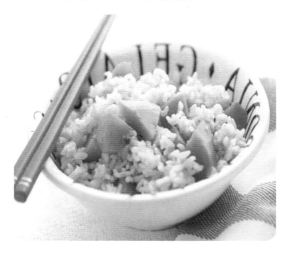

五谷米泡饭

【原材料】

五谷米100克，竹笋、香菇各30克，素火腿、豆干、毛豆各40克。

【调味料】

煎茶50克，盐、纪州梅各适量。

做法

1. 五谷米洗净沥干，煮熟，其他原材料洗净切丁。
2. 锅内加油烧热，放入所有丁状原材料翻炒至熟，加入盐调味，起锅备用。
3. 五谷米煮熟后，拌入炒熟的原材料，保温备用。
4. 煎茶放入杯中，冲入热水，滤取茶汁。
5. 五谷米饭舀入饭碗内，每碗冲入约100毫升茶汁，搭配纪州梅食用即可。

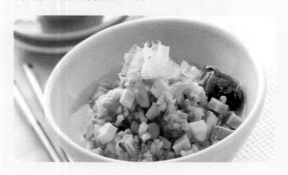

柏仁玉米饭

【原材料】

胚芽米、玉米粒各30克，柏子仁16克，香菇、毛豆各20克，胡萝卜适量，土豆50克，肉丁150克。

【调味料】

胡椒粉少许，酱油适量。

做法

① 柏子仁压碎包入布包，加少许水煎煮，将胚芽米加水煮成饭，毛豆入开水中烫一下，香菇洗净。

② 先用油爆香菇、肉丁，捞出。

③ 将胡萝卜和土豆去皮洗净，切好，玉米粒、胡萝卜、土豆加少许水煮至水干，即将香菇、肉丁、毛豆等加入拌炒，并加入胡椒粉、酱油、柏子仁水，再把冷饭倒入拌炒即可。

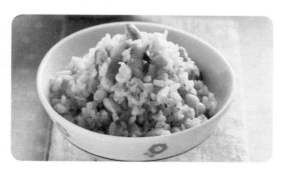

扬州炒饭

【原材料】

米饭 500 克，鸡蛋 2 个，青豆 50 克，新鲜玉米粒 40 克，鲜虾仁 40 克，三明治火腿粒 40 克。

【调味料】

盐 2 克，葱花 10 克，味精 2 克，白糖 1 克，生抽 2 毫升，麻油 3 毫升，花生油 40 毫升。

做法

1. 将鸡蛋打散，均匀地拌入米饭当中；将青豆、鲜玉米粒、鲜虾仁、三明治火腿粒用开水焯熟捞起。

2. 炒锅下油，放入拌有鸡蛋的米饭，在锅中翻炒约 1 分钟，然后加入焯熟的青豆、玉米粒、虾仁、三明治火腿粒，在锅中翻炒。

3. 把所有的调味料加入炒香的饭中，炒均匀，最后加入葱花，稍翻炒即可。

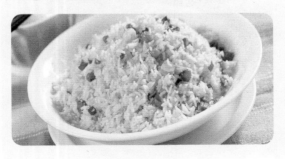

西湖炒饭

【原材料】

米饭1碗，虾仁50克，笋丁20克，甜豆20克，火腿5片，鸡蛋2个。

【调味料】

葱花少许，油20毫升，盐5克，味精2克。

做法

1. 甜豆、虾仁均洗净；鸡蛋打散。
2. 炒锅下油烧热，下鸡蛋和以上备好的材料炒透。
3. 再加米饭炒熟，下调味料翻匀，撒入葱花即可。

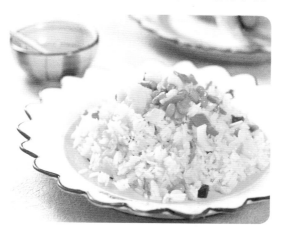

什锦拌面

【原材料】

墨鱼 130 克，剑虾 8 支，木耳 2 朵，旗鱼 70 克，鲍菇 1 朵，甜豆 8 片，香菇 4 朵，油面 600 克。

【调味料】

姜 5 片，葱 2 根，醋 5 克，酱油 3 克。

做法

❶墨鱼洗净在两侧划交叉斜线，切片状，剑虾剥壳去沙肠，洗净备用，将剩余材料洗净，木耳及菇类切片，葱切段备用，油面过水焯烫，捞起备用。

❷锅内加水煮开，加入葱段、姜片、木耳及菇类煮滚，再依序加入旗鱼、墨鱼、剑虾煮，加入甜豆、油面，煮滚后，加入醋、酱油拌匀即可。

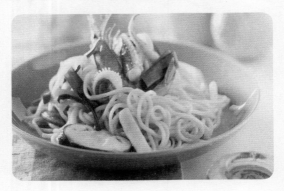

蔬菜面

【原材料】

蔬菜面80克，胡萝卜40克，猪后腿肉35克，蛋
1个。

【调味料】

高汤适量，盐少许。

做 法

①将猪后腿肉洗净，加盐稍腌，再入开水中烫熟，
切片备用。

②胡萝卜洗净削皮切丝，与蔬菜面一起放入高汤中。

③再将鸡蛋打入，调入盐后放入切片后腿肉即可。

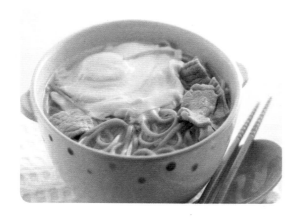

乌龙面

【原材料】
乌龙面 50 克，豆皮 100 克，海带芽少许。

【调味料】
鲜鱼高汤 150 克。

做 法

❶ 豆皮洗净切细丁。海带芽洗净，乌龙面剪成小段备用。

❷ 鲜鱼高汤煮滚，将乌龙面放入煮熟，再加入豆皮、海带芽一起煮熟即可。

特别提示

豆皮要选用非油炸过的，另外也可用切细的豆干丝代替。

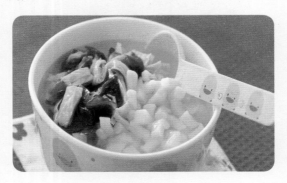

番茄疙瘩面

【原材料】
面粉 100 克，菠菜 50 克，番茄 60 克。

【调味料】
白醋、醋、盐各适量。

做法

① 将菠菜洗净切成碎末状，沥干水分备用。

② 将面粉和水揉成面团，加入菠菜末，继续揉成面团至光滑状。

③ 将面团摔打约 5 分钟，捏取成小面团，再捏扁成小疙瘩备用。

④ 番茄洗净切丁，倒入白醋、糖和盐搅拌。

⑤ 锅内加水至七分满煮滚，放入面疙瘩煮熟透，加入番茄即可。

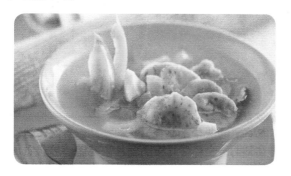

降脂汤品

众所周知，精华一般都在汤里，而我国南方煲汤技术很好，在吃饭时候来一碗靓汤，所有的营养都具备了，而且汤味道鲜美，花样繁多，很受人们喜爱，对于要降低脂肪与胆固醇的高血脂患者而言，再好不过。

牡蛎海带豆腐汤

【原材料】
牡蛎300克，豆腐100克，胡萝卜15克，海带芽适量。

【调味料】
嫩姜丝、番薯粉、米酒、香油、盐、白胡椒粉各适量。

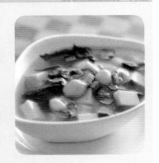

做 法

❶牡蛎洗净拌入番薯粉，豆腐洗净切丁，海带芽洗净，胡萝卜洗净切细丁备用。

❷清水倒入锅中，加入姜丝、豆腐、海带芽和胡萝卜煮熟，再加入牡蛎续煮至沸腾，加入香油、盐、米酒和白胡椒粉煮沸即可。

莲藕菱角排骨汤

【原材料】
莲藕、菱角各300克，胡萝卜80克，排骨500克。

【调味料】
盐6克，白醋10克。

做法

1. 排骨拆件，入沸水中烫熟，捞出再洗净。
2. 莲藕削去皮、洗净、切块，胡萝卜洗净、切块。
3. 菱角入开水中烫熟，捞起，剥净外面皮膜。
4. 将排骨、莲藕、胡萝卜、菱角放入锅内，加水盖过原材料，加入醋，以大火煮开，转小火炖40分钟，加盐调味即可。

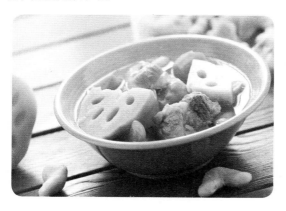

黑豆牛蒡炖鸡汤

【原材料】
黑豆、牛蒡各300克，鸡腿400克。
【调味料】
盐6克。

做法

1. 黑豆淘净，以清水浸泡30分钟。
2. 牛蒡削皮、洗净、切块，鸡腿剁块，焯烫后捞出。
3. 黑豆、牛蒡先下锅，加6碗水煮沸，转小火炖15分钟，再下鸡块续炖20分钟。
4. 待肉熟烂，加盐调味即成。

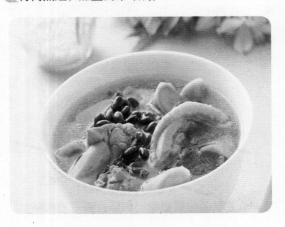

冬瓜鲤鱼汤

【原材料】

茯苓25克，红枣30克，枸杞15克，鲤鱼450克，冬瓜200克。

【调味料】

盐、姜片各适量。

做法

1️⃣ 将茯苓、红枣、枸杞洗净，茯苓压碎用棉布袋包起，一起放入锅中备用。

2️⃣ 鲤鱼治净，取鱼肉切片，鱼骨切小块，用棉布袋包起备用。

3️⃣ 冬瓜去皮洗净，切块状，和姜片、鱼骨包一起放入锅中，加入适量水，用小火煮至冬瓜熟透，放入鱼片，转大火煮滚，加盐调味，再挑除药材包和鱼骨即可。

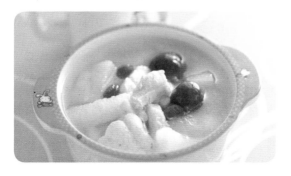

山药绿豆汤

【原材料】
新鲜紫山药 150 克，绿豆 100 克，冷水 1000 毫升。
【调味料】
砂糖 40 克。

做法

❶绿豆泡水至膨胀，沥干水分后放入锅中，加入清水，以大火煮沸。再转小火至绿豆完全软烂，加入砂糖搅拌至完全融化后熄火。

❷山药去皮切小丁，另外准备一锅滚水，放入山药丁煮熟后捞起，与绿豆汤即可食用。

特别提示

煮绿豆汤时，水滚后，可以加点冷水，反复几次，可以使绿豆早点开花。

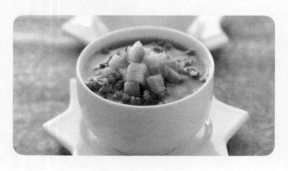

荠菜魔芋汤

【原材料】
荠菜 300 克，魔芋 200 克。
【调味料】
姜丝、盐各适量。

做 法

❶荠菜去叶，择洗干净，切成大片。魔芋洗净，切片。

❷锅中加入适量清水，加入荠菜、魔芋及姜丝，用大火煮沸，转中火煮至荠菜熟软，加盐调味即可。

特别提示

魔芋入锅要焯水多次，以免涩口。

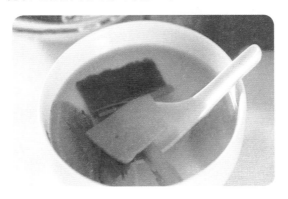

荷包蛋火腿汤

【原材料】
洋葱 50 克，火腿 15 克，青豆 15 克，鸡蛋 1 个。
【调味料】
盐、味精、胡椒粉各 2 克，香油少许。

做 法

①将洋葱洗净、切条，火腿切丁，青豆洗净备用。
②锅内放油烧热，放入洋葱条，青豆略炒，加水煮沸。
③把鸡蛋磕入，中火煮 5 分钟，至荷包蛋熟。
④加入火腿、胡椒粉、味精，淋入香油即可。

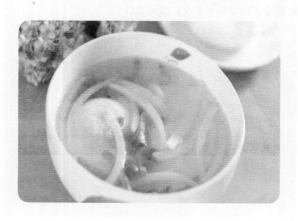

冬瓜排骨汤

【原材料】
排骨 500 克，冬瓜 500 克。

【调味料】
盐适量，姜 5 克。

做 法

❶冬瓜去皮去子（也可以不去子，冬瓜子有补肝明目的功效）切块状，姜切片。

❷排骨洗净斩件，再以滚水煮过，去浮沫，洗净备用。

❸排骨、冬瓜、姜同时下锅，加清水煮约 30~45 分钟，可加调料，再焖数分钟即可。

特别提示

排骨煲久一点再放入冬瓜，否则冬瓜易碎。

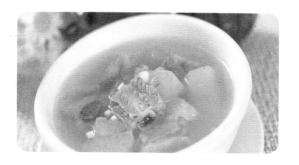